BIBLIOTHÈQUE MÉDICALE

PUBLIÉE SOUS LA DIRECTION

DE MM.

J.-M. CHARCOT
Professeur à la Faculté de médecine
de Paris,
membre de l'Institut.

G.-M. DEBOVE
Professeur à la Faculté de médecine
de Paris,
médecin de l'hopital Andral.

BIBLIOTHÈQUE MÉDICALE
CHARCOT-DEBOVE

VOLUMES PARUS DANS LA COLLECTION

V. Hanot. — La Cirrhose hypertrophique avec ictère chronique.

G.-M. Debove et **Courtois-Suffit.** — Traitement des Pleurésies purulentes.

J. Comby. — Le Rachitisme.

Ch. Talamon. — Appendicite et Pérityphlite.

G.-M. Debove et **Rémond** (de Metz). — Lavage de l'estomac.

J. Seglas. — Des Troubles du langage chez les aliénés.

A. Sallard. — Les Amygdalites aiguës.

L. Dreyfus-Brisac et **I. Bruhl.** — Phtisie aiguë.

P. Sollier. — Les Troubles de la mémoire.

De Sinety. — De la Stérilité chez la femme et de son traitement.

G.-M. Debove et **J. Renault.** — Ulcère de l'estomac.

G. Daremberg. — Traitement de la Phtisie pulmonaire. 2 vol.

Ch. Luzet. — La Chlorose.

E. Mosny. — Broncho-Pneumonie.

A. Mathieu. — Neurasthénie.

N. Gamaleïa. — Les Poisons bactériens.

H. Bourges. — La Diphtérie.

POUR PARAITRE PROCHAINEMENT

L. Galliard. — Le Pneumothorax.

Yvon. — Notions de pharmacie nécessaires au médecin.

Auvard et **Caubet.** — De l'Anesthésie chirurgicale et obstétricale.

L. Capitan. — Thérapeutique des maladies infectieuses.

Trouessart. — La Thérapeutique antiseptique.

Juhel-Rénoy. — Traitement de la Fièvre typhoïde.

Catrin. — Le Paludisme chronique.

Paul Blocq. — Les Troubles de la marche dans les maladies nerveuses.

J. Gasser. — Les Causes de la Fièvre typhoïde.

Patein. — Les Purgatifs.

Labadie-Lagrave. — Pathologie et traitement des Néphrites et du mal de Bright.

Chaque volume se vend séparément. Relié : **3 fr. 50**

LA

DIPHTÉRIE

PAR

LE Dʳ H. BOURGES

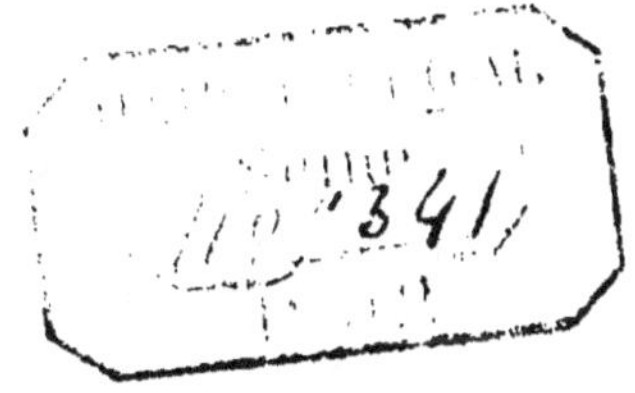

PARIS

J. RUEFF ET Cⁱᵉ, ÉDITEURS

106, BOULEVARD SAINT-GERMAIN, 106

1892

INTRODUCTION

La diphtérie est une maladie contagieuse
due au bacille découvert par Klebs et étudié
par Löffler. Le bacille spécifique infecte un
point de l'organisme, presque toujours une
surface muqueuse, le pharynx ou les voies
aériennes de préférence, quelquefois une région de la surface cutanée excoriée. Il colonise
et pullule au point d'infection, y détermine le
développement d'une fausse membrane fibrineuse, dont il occupe la couche superficielle.
Là, il reste cantonné, n'envahissant jamais
l'organisme, ne pénétrant pas dans la circulation. Il peut, chez le même sujet, être transporté sur plusieurs points différents de la surface

muqueuse ou cutanée; mais il ne détermine jamais que des foyers d'infection locale. Si l'organisme ne s'infecte pas tout entier, il peut s'intoxiquer, car le bacille produit un poison très actif, mis en évidence par **MM. Roux et Yersin**, qui diffuse aisément et pénètre la circulation.

La maladie comprend deux ordres de symptômes : les uns, localisés au point d'infection, ne prenant de valeur que par les accidents mécaniques qu'ils peuvent provoquer, comme l'obstruction des voies aériennes par la fausse membrane, ce sont les symptômes dus au bacille; les autres, témoins d'un empoisonnement profond de l'organisme par la toxine diphtérique, se manifestent par des troubles généraux graves et des lésions profondes des viscères. La diphtérie est donc la résultante de ces deux agents : le bacille et le poison.

On est ainsi conduit dans la description de la maladie à classer en deux chapitres distincts les symptômes et les lésions, suivant qu'ils relèvent du bacille ou du poison diphtérique. Souvent encore, au cours de la diphtérie, une maladie nouvelle vient se greffer sur la première, un micro-organisme pathogène déterminant une infection surajoutée. De là un troisième chapitre, celui des infections secondaires.

Tel est le plan de notre étude sur la diphtérie. On peut objecter que la part, qui dans les
lésions et les symptômes, revient à l'action du
poison diphtérique et à celle des infections secondaires n'a pas encore été suffisamment
étudiée ni distinguée pour qu'on soit actuellement sûr d'éviter toute erreur de classement.
Mais des recherches ultérieures amèneront les
rectifications nécessaires, et le plan général est
celui qui nous paraît s'accorder le mieux avec
la notion actuelle que nous avons de la maladie.

Nous avons donné des proportions très étendues au chapitre de bactériologie, et nous nous
sommes efforcé de faire une description assez
détaillée et assez pratique pour permettre à
ceux qui n'ont que des notions élémentaires
de technique bactériologique de répéter les
principales expériences. D'ailleurs, les procédés de culture du bacille diphtérique finiront
par constituer un élément capital et indispensable du diagnostic de la maladie. Nous avons
consacré un paragraphe spécial aux fausses
diphtéries, bien que leur étude, toute récente
encore, soit loin d'être complète; mais cette
ébauche nous a paru assez intéressante pour
la tenter.

Enfin, nous ne nous sommes pas étendu sur l'innombrable variété des moyens thérapeutiques qui ont été proposés contre la diphtérie : leur nombre même donne la mesure de leur valeur.

LA DIPHTÉRIE

HISTORIQUE

Il convient d'inscrire quelques noms en tête de l'histoire de la diphtérie : ce sont ceux de Bretonneau, qui fit de cette maladie une entité morbide et lui donna son nom ; de Klebs, de Löffler, qui ont découvert le bacille de la diphtérie, et déterminé sa spécificité ; de Roux et Yersin, qui ont séparé le poison du bacille et démontré son action.

L'histoire de la diphtérie commence réellement à Bretonneau. Ce n'est pas que diverses manifestations de la maladie n'aient été reconnues et souvent bien décrites depuis la plus haute antiquité. Tel est le cas pour l'ulcère syriaque ou égyptiaque observé par Arétée de Cappadoce et après lui par Galien et Cælius Aurelianus. Il faut arriver ensuite au XVIe siècle pour retrouver des descriptions, qui puissent se rapporter à la diphtérie, dans la relation d'une épidémie d'angines en Hollande donnée par Pierre Forest en 1557, dans la mention d'angines pestilentielles observées en Allemagne en 1565 par Jean Wierus. A partir de ce moment, la maladie est plus fréquemment décrite, au xvii° siècle, sous divers noms : *garotillo* en Espagne, *angina ulcerosa* au Portugal, *morbus strangulatorius* en Italie. Puis viennent les épidémies mieux étudiées de la première moitié du xviii° siècle : celle de Paris (mal de gorge gangréneux de Malouin et Chomel l'Ancien), celles d'Angleterre décrites par Fothergill, par Starr, par Huxham, celles de Suède et d'Allemagne.

Mais jusqu'à ce moment les manifestations de la diphtérie étaient rapportées à la gangrène, la fausse membrane était une eschare, et chaque localisation de la maladie était considérée comme une affection distincte.

Home en 1765 étudia spécialement les manifestations laryngées de la diphtérie, les décrivit comme une maladie nouvelle sous le nom de croup. Il fut le premier à reconnaître que la fausse membrane relève non pas d'une gangrène, mais d'une exsudation superficielle. Mais il ne vit pas le lien qui unit le croup à l'angine maligne et les sépara comme deux maladies distinctes.

Dès 1771, Samuel Bard avait bien essayé de démontrer que l'angine seule, l'angine avec extension au larynx, la laryngite isolée, ne sont que des formes de la même maladie. Il considérait la fausse membrane non pas comme une eschare, mais comme formée de mucus concret. Il ne put cependant modifier l'opinion généralement accréditée, et on continua à considérer le croup comme une maladie spéciale.

La question du croup ayant été mise au concours Jurine, 1807.
par Napoléon Ier, en 1807, dans l'un des cinq mémoires couronnés, dans celui de Jurine, de Genève, on retrouve les réserves déjà formulées par les deux auteurs précédents sur l'origine gangréneuse de l'angine maligne; et, de plus, Jurine affirme que le croup est la suite fréquente de cette angine chez les enfants.

Ces idées si justes restèrent cependant encore Bretonneau
1818-1826. une fois sans écho, jusqu'à l'apparition des travaux de Bretonneau (1818-1826). Il montra que la fausse membrane du larynx et de la trachée se continue avec celle de la gorge et des fosses nasales, qu'il y a par conséquent identité de nature entre ces différentes localisations d'une même maladie à laquelle il donna le nom de *diphtérite*, de διφθέρα, membrane. Il s'appliqua à prouver que la fausse membrane n'est qu'un exsudat fibrineux recouvrant la muqueuse intacte, et soutint même que les processus ulcéreux et gangréneux ne peuvent pas coïncider avec la diphtérite. Pour lui, la maladie est caractérisée par une inflammation locale spécifique.

Trousseau poursuivit ensuite les recherches de Trousseau. son maître, mais modifia la conception de Bretonneau sur la nature de l'affection. Il en fit une maladie générale infectieuse, possédant la propriété de déterminer sur différents points de l'économie une inflammation pseudo-membraneuse. Il considérait la fausse membrane non plus comme un phénomène initial, mais comme une conséquence de l'infection, et proposa de remplacer le mot diph-

térite, qui donne une importance trop considérable
à l'inflammation, par le nom de *diphtérie*, qui dé-
signe mieux une maladie générale. Ces idées, reconnues inexactes depuis la confirmation récente
des travaux bactériologiques de Klebs et de Löffler,
conduisirent cependant Trousseau à une conclusion fort juste : c'est que la mort dans la diphtérie
peut être indépendante de l'asphyxie et être la
conséquence unique de l'empoisonnement de l'organisme. D'ailleurs, l'erreur de Trousseau fut jusqu'à ces dernières années presque universellement
partagée.

Erreur
de l'école
allemande.

Malgré les belles découvertes de Bretonneau,
l'école allemande, sous l'impulsion de Virchow, se
retranchait derrière les constatations anatomo-
pathologiques pour séparer de nouveau l'angine
du croup. Le microscope montre qu'au-dessous de
la fausse membrane l'inflammation pénètre profondément le chorion, est interstitielle en un mot,
dans le pharynx, tandis qu'elle reste toute superficielle au niveau du larynx et de la trachée ; l'école
allemande admit donc deux maladies distinctes :
d'une part, l'angine, de nature infectieuse et d'origine gangréneuse ; de l'autre, le croup, de nature
exsudative et purement inflammatoire. Virchow et
ses élèves allèrent encore plus loin : les mots de
diphtérie et de croup servirent à dénommer des
lésions d'origine très différente ; toute inflammation interstitielle des tissus devint diphtérique,
toute exsudation fibrineuse superficielle devint
croupale. C'est ainsi que la stomatite ulcéro-membraneuse fut rangée parmi les inflammations diph-

tériques et qu'il y eut des néphrites et des pneumonies croupales. Ces idées, dont les partisans diminuaient d'ailleurs chaque jour, tombèrent d'elles-mêmes devant le démenti que leur infligea la bactériologie.

Après Bretonneau et Trousseau, la connaissance clinique de la diphtérie fut à peu près définitive, et les chercheurs trouvèrent dans l'étude anatomo-pathologique de la maladie un champ nouveau d'exploration. Virchow, Cornil, Œrtel et tout récemment M. Morel étudièrent les lésions des organes internes dans la diphtérie ; Robin, Laboulbène, Wagner, Rokitansky, Leloir s'attachèrent plus spécialement à déterminer la structure précise de la fausse membrane ; les recherches de Mosler, de Leyden, de Hayem, portèrent sur la myocardite ; celles de Charcot et Vulpian, de M. Déjerine, de M. Gombault sur les lésions du système nerveux ; celles de M. Talamon, de M. Darier sur les altérations broncho-pulmonaires.

Cependant l'étude microscopique des organes des diphtériques ne faisait pas avancer nos connaissances sur la nature même de la maladie, et on s'attacha à rechercher l'agent d'infection dès que la théorie microbienne commença à se répandre. Quelques études incomplètes avaient déjà été faites dans ce sens lorsqu'en 1883, au congrès de Wiesbaden, Klebs déclara qu'il avait coloré dans les fausses membranes des diphtériques un bacille qu'il considérait comme l'agent spécifique de la maladie. D'après lui, les bacilles de la diphtérie atteignent à peine les dimensions de celui de la tuberculose ; ils

Période des recherches anatomo-pathologiques.

Période des recherches bactériologiques.

Klebs. 1883.

commencent par se grouper dans l'épithélium des muqueuses, où il se fait une dilatation énorme des vaisseaux au dessous de l'épithélium avec stase sanguine; puis survient l'exsudation de fibrine, qui soulève l'épithélium rempli de bacilles. Klebs déclare qu'il n'a pu constater la présence de ces organismes dans les viscères, bien qu'il y eût des lésions dans les poumons, les reins, le myocarde, les nerfs périphériques. Le violet de gentiane et le bleu de méthylène qui colorent d'une façon constante les parasites dans les fausses membranes ne lui ont donné que des résultats négatifs lorsqu'il s'agissait des organes. Il émet l'hypothèse que les lésions des viscères pourraient bien être produites par une substance chimique irritante fournie par les bacilles qui pullulent à la surface des muqueuses malades.

Löffler, 1884. L'année suivante Löffler publiait dans un long mémoire les résultats de ses beaux travaux sur le bacille de Klebs. Il est le premier à l'avoir isolé et cultivé; il indique le sérum comme milieu de culture très favorable au bacille. Dans 25 cas de diphtérie, il l'a presque toujours constaté dans la fausse membrane, mais jamais dans les organes. Avec des cultures pures il a pu provoquer sur les muqueuses excoriées des fausses membranes identiques à celles de la diphtérie chez le pigeon, la poule, le lapin et le cobaye. Il étudie les effets de l'inoculation sous-cutanée ou intra-veineuse du bacille chez un grand nombre d'espèces animales. Quelques raisons le laissent hésitant sur la spécificité de ce microbe : il n'a pas pu le constater dans quelques cas de diphtérie typique, les animaux inoculés n'ont jamais présenté de paralysie véritable ; enfin dans un cas il a trouvé un bacille identique à celui de Klebs dans la salive d'un enfant sain.

En 1887, dans un second mémoire, Löffler annonce que sur dix examens nouveaux de fausses membranes diphtériques il a dans tous les cas constaté le bacille de Klebs. Il signale aussi dans les fausses membranes le bacille pseudo-diphtérique, ressemblant beaucoup au premier, mais sans virulence vis-à-vis des animaux.

L'année précédente, en 1886, dans une communication faite à la Société médicale de la Suisse Romande, M. d'Espine signale la présence du bacille de Löffler dans les préparations faites avec des fausses membranes diphtériques, et son absence dans des angines non diphtéritiques à exsudat blanc (lacunaires, herpétiques, etc....), et il fait remarquer l'importance de cette recherche pour le diagnostic. En 1887, il confirme ses premières recherches. A ce moment, ses examens avaient porté sur 14 cas de diphtérie et sur 24 cas d'angines simples non diphtériques.

Au commencement de l'année 1888, M. G. Hoffmann confirme les résultats obtenus par Löffler, mais il hésite à reconnaître la spécificité du bacille de Klebs, parce qu'il a trouvé dans les fausses membranes diphtériques, et aussi dans les angines scarlatineuses et rubéoliques, un second bacille très analogue au premier, mais dépourvu de virulence.

A la fin de l'année 1888, MM. Roux et Yersin commencèrent la publication de la série des mémoires qu'ils ont consacrés à l'étude du bacille diphtérique. Ils ont établi l'existence, chez les animaux, de paralysies expérimentales consécutives à l'inoculation du bacille de Löffler. Ils détruisaient ainsi un des meilleurs arguments des adversaires de la spécificité de ce bacille, qui, comme Baumgarten et Prudden, attribuaient la diphtérie à un streptocoque. Ils ont encore confirmé la présence constante de cet agent dans les fausses membranes diphtériques, ont étudié sa résistance, l'atténuation et le réveil de sa virulence, et fait de nouvelles recherches sur le bacille pseudo-diphtérique de Löffler et de Hoffmann, qu'ils identifieraient volontiers au bacille spécifique de la diphtérie. Mais le plus beau résultat de leurs travaux est d'avoir montré que le bacille de Löffler produit un poison d'une activité extrême; que les bouillons dans lesquels on l'a cultivé, débarrassés des agents microbiens par la filtration sur porcelaine, déterminent, chez les animaux auxquels on les inocule, des symptômes et des lésions identiques à ceux que produisent les injections de cultures du bacille lui-même.

Depuis, de récentes recherches ont démontré qu'à côté des productions pseudo-membraneuses dues au bacille de Löffler, il existe de fausses diphtéries provoquées par des microbes différents.

Enfin, dans ces dernières années, des essais de vaccination de la diphtérie expérimentale chez les animaux ont été tentés par MM. Fränkel et Brieger, et Behring. Les résultats obtenus par ce dernier auteur paraissent des plus encourageants.

Avant de terminer, il faut rappeler les recherches faites : sur le bacille diphtérique, par M. Darier, M. Babès, M. Sœrensen, MM. Kolisko et Paltauf, M. Zarniko, M. Ortmann, M. Spronck d'Utrecht, M. Escherich, M. Klein ; sur le poison diphtérique, par MM. Brieger et Fränkel, MM. Wassermann et Proskauer et M. Gamaleïa ; sur les infections secondaires dans la diphtérie, par M. Darier, MM. Prudden et Northrup, M. Mosny, M. Morel et M. Netter.

ÉTIOLOGIE ET BACTÉRIOLOGIE

Étiologie générale. — Il est aujourd'hui sans conteste que la cause unique de la diphtérie n'est autre que le bacille de Klebs-Löffler. Mais, avant d'étudier son histoire naturelle, il faut indiquer comment il transmet la maladie d'un sujet à l'autre ; suivant en cela la marche de la science, qui avait déterminé le mode de dissémination du contage avant d'en connaître la nature.

Nous n'avons aucune notion certaine sur l'origine géographique de la diphtérie, et on peut dire avec Trousseau qu'elle se rencontre dans toutes les saisons, sous tous les climats. Mais, tandis qu'au commencement du siècle elle n'apparaissait que sous forme d'épidémies isolées, plus fréquentes dans les centres importants, elle est aujourd'hui devenue endémique dans la plupart des grandes villes et frappe beaucoup plus souvent qu'autrefois la population des campagnes. Pour ne donner qu'un exemple, à Paris, depuis le milieu du siècle, la mortalité par la diphtérie est devenue quatorze fois plus forte, ce qui est hors de toute proportion avec l'accroissement progressif de la population. Et ce n'est pas tout ; il est indéniable que dans les grands centres, tels que Londres, Paris, Berlin, à mesure qu'augmente la morbidité par la diphtérie, s'accroît considérablement le pourcentage de la mortalité ; en même temps que le bacille se dissémine, il semble acquérir plus de virulence.

La diphtérie apparaît généralement sous forme épidémique. Dans une contrée où elle n'avait jamais été signalée, ou bien dont elle avait disparu depuis longtemps, elle frappe d'abord quelques sujets isolés, puis se propage, multiplie les victimes et finit par s'éteindre, quitte à reparaître plus tard. Le plus souvent le contage a été importé par un malade ou par des objets infectés dans une autre région où sévit déjà la maladie. Dans d'autres cas, il y a une sorte de réveil des germes légués par une épidémie antérieure, et demeurés longtemps inoffensifs. Lorsque les foyers d'infection sont éloignés les uns des autres, que les agents de contagion deviennent rares, le germe s'épuise et l'épidémie disparaît. Mais quand les occasions de contamination se multiplient, quand le bacille conserve sa virulence par le fait d'ensemencements fréquemment répétés, la maladie demeure, et devient endémique.

Qu'elle soit épidémique ou endémique, la diphtérie se transmet par contagion. Mais ici se pose une question fort délicate : La contagion est-elle toujours indispensable au développement de la maladie ? en un mot, un sujet sain peut-il être atteint par la diphtérie, sans qu'un sujet déjà malade lui ait transmis le bacille spécifique ? On ne peut à l'heure actuelle que réserver la question. Lorsque nous étudierons plus loin le bacille pseudo-diphtérique de Löffler, nous verrons qu'il existe une bactérie qu'on n'a encore pu différencier morphologiquement du bacille de la diphtérie ; elle ne s'en distingue que par son absence de virulence. Or, cette bactérie se retrouve très fréquemment dans la salive des sujets sains, et plusieurs auteurs sont tentés de l'identifier au bacille de Klebs-Löffler, qui pourrait ainsi vivre inoffensif dans notre organisme, jusqu'au jour où, sous une influence encore inconnue, il reprendrait toute sa virulence. C'est là une hypothèse analogue à celle qui tend à confondre le bacterium coli commune, microbe constant des matières fécales, avec le bacille d'Eberth, agent pathogène de la fièvre typhoïde. Si on arrivait à justifier cette idée par des faits irréfutables, on transformerait sur bien des points notre façon de concevoir l'origine et le mode de développement des maladies infectieuses. En attendant les arguments nécessaires à cette thèse, bornons-nous à constater que l'observation suffit à démontrer l'importance de la contagion dans la plupart des cas.

Contagion directe.

La contagion de la diphtérie peut se faire de deux façons : elle est directe ou indirecte. Le premier mode de transmission n'est plus discutable, qu'il se fasse par contact direct ou par inoculation. Il est trop fréquent de voir les gens qui soignent un diphtérique contaminés par la salive

ou les fausses membranes que rejette le malade. Il
en est de même des inoculations accidentelles,
telles qu'il s'en fait parfois au cours d'une trachéotomie ou d'une autopsie.

Mais la transmission indirecte est certainement
de beaucoup la plus fréquente, car il faut admettre un intermédiaire dans la plupart des cas de
contagion. Les personnes qui entourent le malade,
infirmiers, parents ou médecins, sont bien souvent les agents inconscients qui transportent la
maladie au bout de leurs doigts mal aseptisés ou
dans les plis de leurs vêtements insuffisamment
garantis. Parfois ce n'est pas le médecin lui-
même, mais ses instruments, son abaisse-langue,
son ouvre-bouche, son bistouri, qui propagent la
diphtérie. Combien de faits sont venus démontrer
que les vêtements, la literie, le linge, les livres,
les jouets d'un malade constituent de perpétuels
dangers de contamination s'ils ne sont pas désinfectés ou détruits ! De même, le transport d'un
diphtérique dans une voiture publique suffit à y
laisser le germe qui infectera un autre voyageur.
Les aliments eux-mêmes peuvent contenir le bacille, dont la présence a été signalée nombre de
fois dans le lait de vaches. Enfin, si le contage
diphtérique est peu diffusible, s'il est probable que
l'air expiré ne contient pas de bacille ; les parti-
cules de fausses membranes, le mucus de la salive
peuvent cependant se mêler aux poussières, qui,
soulevées par les courants d'air, transmettent encore la maladie par cette nouvelle voie. On sait
que Klebs, constatant qu'à Zurich les cas de diph-

térie débutaient en plus grand nombre le mercredi et le samedi, remarqua que, la veille, les mardi et vendredi de chaque semaine, on balayait à fond la ville, et que c'était surtout sur le passage des tombereaux de transport des balayures que se développaient les cas de maladie.

La diphtérie est-elle toujours d'origine humaine? Ne rencontre-t-on pas chez certains animaux, les pigeons et les gallinacés, les chats, les lapins, les bovidés, des affections pseudo-membraneuses pouvant communiquer la diphtérie à l'homme? Nombre d'auteurs admettent cette source de contagion, se basant sur la coïncidence de certaines épidémies de diphtérie humaine avec des affections pseudo-membraneuses d'animaux domestiques. C'est pour la même raison qu'on a admis la propagation de la diphtérie par les fumiers de basses-cours. Mais dans un grand nombre de cas bien observés, la contagion n'a pas eu lieu, malgré l'absence de toute précaution prophylactique. D'ailleurs on verra plus loin, dans le paragraphe spécial que nous consacrons à la diphtérie des animaux, que toutes les recherches bactériologiques paraissent démontrer que ces affections pseudo-membraneuses ont pour origine des microbes différents du bacille de Löffler.

A quelle époque de la maladie la diphtérie est-elle contagieuse? Il est possible qu'elle le soit déjà avant l'apparition des fausses membranes; elle l'est certainement au plus haut point tant que les fausses membranes persistent, mais c'est surtout pendant la convalescence que le diphtérique dissémine le plus facilement la maladie. La bactériologie a confirmé cette notion, acquise déjà par l'observation, que le convalescent de diphtérie peut encore fort bien communiquer la maladie; on sait en effet aujourd'hui que la salive, bien que les fausses membranes aient disparu, peut encore contenir le bacille avec toute sa virulence. Mais déjà le convalescent a repris sa vie habituelle, on ne s'éloigne plus de lui, et les occasions de contagion se multiplient à plaisir. Si la résistance du bacille diphtérique est relativement faible dans l'organisme vivant, et s'il ne peut conserver sa virulence plus d'un ou deux mois dans la bouche d'un convalescent de diphtérie, il n'en est plus de même lorsqu'il s'agit des objets qui ont été en contact avec le malade. Le contage peut y garder toute sa virulence durant des années, comme le prouvent de nombreux exemples, et particulièrement ce fait extraordinaire rapporté par M. Sevestre : « Dans un village de Normandie, d'ailleurs très sain, un garçon de quatorze ans fut atteint d'une diphtérie, et, quelques jours après, une dizaine de cas se montrèrent dans différents hameaux du village. En recherchant la cause de cette épidémie, M. le Dr Legrand remarqua que les maisons dans lesquelles s'étaient successivement développés les cas de maladie étaient situées au bord des deux chemins qui mettent les hameaux en communication; mais il resta sans pouvoir expliquer la production du premier cas observé, car il n'y avait alors de diphtérie ni dans le pays même, ni aux environs, et l'on avait seulement gardé le souvenir d'une épidémie remontant à *vingt-trois ans* et dans laquelle avaient succombé un certain nombre d'enfants. Quelques jours avant le début de l'épidémie nouvelle, le fossoyeur avait remué le sol dans la partie du cimetière, où ces enfants avaient été enterrés les uns à côté des autres, et avait relevé et trié les ossements qui s'y trouvaient : or, il avait été, dans cette besogne, aidé par son fils, lequel se trouva précisément être le premier atteint de diphtérie au bout de quelques jours. »

La diphtérie est une maladie de l'enfance : c'est entre deux et cinq ans qu'elle se rencontre le plus fréquemment; elle est assez rare chez le nouveau-né et l'adulte, exceptionnelle chez le vieillard. C'est une maladie d'hiver, préférant les temps froids et humides à la chaleur et à la sécheresse de l'été. Certaines prédispositions locales peuvent favoriser son apparition. Il est certain que les sujets atteints d'une inflammation aiguë ou chronique de la gorge, d'hypertrophie des amygdales, de lésions ulcéreuses du nez, des lèvres, ou de la bouche, offrent une porte d'entrée au bacille. On sait combien peu une première atteinte de diphtérie met à l'abri d'une rechute ou d'une récidive. Parmi les conditions qui mettent l'organisme en état de réceptivité, il faut encore noter les fièvres éruptives, la puerpéralité, les conditions hygiéniques défectueuses, la malpropreté, la misère.

Pour déterminer la diphtérie, il faut que le bacille de Löffler vienne au contact d'une muqueuse ou d'une surface cutanée excoriée, et ainsi préparée à l'inoculation. Là il se fixe, provoque le développement d'une fausse membrane, dans laquelle il se cantonne. Il y vit, se multiplie, restant dans les couches les plus superficielles, mais il ne pénètre pas l'économie, car il demeure toujours en dehors de l'organisme, qu'il intoxique en laissant passer son poison dans la circulation. Ce n'est pas tout : si le bacille de Löffler est nécessairement présent dans la fausse membrane diphtérique, on y rencontre en même temps d'autres organismes, inconstants il est vrai, mais dont quelques-uns sont pathogènes et peuvent modifier l'allure de la maladie en provoquant des infections surajoutées à la première. Il nous faut donc étudier le bacille, le poison et les infections secondaires de la diphtérie.

Bacille diphtérique. — La façon la plus rapide, la plus simple, mais aussi la plus incomplète de constater et d'étudier le bacille de Löffler, c'est de le rechercher dans les fausses membranes diphtériques en en faisant des préparations microscopiques convenablement colorées. Soit qu'on veuille obtenir ces préparations en frottant simplement des parcelles d'exsudats sur des lamelles, soit qu'on fasse durcir la fausse membrane dans l'alcool absolu, pour en faire ensuite des coupes et les monter, il est un certain nombre de précautions à prendre pour recueillir aseptiquement la membrane à examiner.

Il faut se munir d'un abaisse-langue et d'un ouvre-bouche lorsqu'il s'agit d'un enfant, avoir une pince assez longue pour pénétrer jusque dans la gorge et préparer des pinceaux fabriqués avec une tige de bois entourée d'ouate à son extrémité et

Examen bactériologique des fausses membranes.

Manière de recueillir une fausse membrane.

aseptisés par la chaleur sèche. On peut conserver
et transporter ces pinceaux dans des tubes de verre
stérilisés. La tête du malade étant bien maintenue,
on lui fait ouvrir la bouche et on va puiser dans la
gorge la fausse membrane à examiner. S'il s'agit
de membranes étendues, épaisses, résistantes, on
en retire facilement un débris suffisant avec la
pince préalablement flambée à la lampe à alcool.
Si l'on ne trouve que de petits points blancs formés
d'exsudat plus ou moins friable, difficile à saisir,
on retire un pinceau de son tube stérilisé, on frotte
assez vigoureusement toute la muqueuse malade
de façon à charger le pinceau de tout l'exsudat qui
reste collé sur l'ouate, et on replace le tout dans le
tube stérilisé, qui est refermé avec son bouchon
d'ouate. En retirant la pince ou le pinceau, il faut
autant que possible éviter tout contact avec la
langue ou les autres parties de la bouche, pour ne
pas recueillir en même temps des microbes étrangers à la fausse membrane. Si toutes ces conditions
n'ont pas été rigoureusement remplies, ce qui arrive souvent lorsqu'il s'agit d'enfants, à cause de
leur indocilité, il ne faut pas hésiter à recommencer
jusqu'à ce qu'on soit entièrement satisfait. Lorsque
cette étude bactériologique peut se terminer immédiatement ou au bout de très peu de temps, dans
un service hospitalier par exemple, là où les labo-
ratoires sont près des salles de malades, il suffit de
prendre une parcelle de fausse membrane au bout
du fil de platine stérilisé à la flamme, d'en frotter
la surface de quelques lamelles, de les sécher, de
les colorer et de les examiner; ou bien, s'il faut

transporter ces lamelles, on se munira d'une petite
boîte de verre stérilisée à la chaleur sèche. Dès que
les lamelles seront desséchées, on les déposera au
fond de cette boîte, dont on refermera immédiatement le couvercle. On peut encore transporter des
fausses membranes tout entières sans danger de les
infecter avec des microbes de l'air et sans crainte de
disséminer la maladie, en les plaçant dans des tubes
à essai préalablement bien lavés, bouchés avec de
l'ouate et chauffés à la lampe à alcool en ayant soin
de les agiter rapidement au-dessus de la flamme,
pour qu'ils ne se brisent pas, ou bien dans le four
Pasteur jusqu'à ce que le coton roussisse. On peut
encore faire bouillir de l'eau dans ces tubes, les
égoutter rapidement en les renversant, et les bou-
cher avec un tampon d'ouate flambé. On conserve
ainsi les membranes assez longtemps. Au moment
de les examiner, on en gratte la surface avec un fil
de platine stérilisé, on en étend des parcelles sur
plusieurs lamelles. Si l'exsudat a été transporté
sur un pinceau, on frotte directement celui-ci sur
les lamelles. Dans quelques cas les fausses membranes se sont desséchées et adhèrent par trop au
pinceau ; on les décolle alors facilement en les im-
bibant d'un peu d'eau stérilisée. On fait sécher les
lamelles en les plaçant sur une feuille de papier à
filtre, la face enduite tournée en l'air. Quand elles
paraissent sèches, on les passe trois fois à travers
la flamme d'une lampe à alcool, en ayant soin de
tenir la face enduite en haut. Enfin on les plonge
dans un bain colorant. Les procédés de coloration
ne manquent pas, nous n'indiquerons ici que les

plus usités. On pourra employer avec avantage la solution alcaline de bleu de méthylène, dite bleu de Löffler. En voici la formule :

Solution alcoolique saturée de bleu de
    méthylène . . . .   30 c. c.
Eau distillée. . . . .   100 c. c.
Potasse caustique. . . . .   1 centigr.

Il est préférable de préparer cette solution à chaque examen et de ne l'employer que fraîche. Pour cela, il suffira de conserver dans un premier flacon une solution de potasse à 1/10 000 et dans un second flacon une solution alcoolique saturée de bleu de méthylène. Au moment de l'examen on remplira un verre de montre de solution de potasse et on y ajoutera quelques gouttes de la solution de bleu de méthylène, jusqu'à ce que la surface du bain colorant ne soit plus translucide. Les lamelles sont retirées au bout de quelques minutes, et lavées sous un courant d'eau filtrée. Lorsqu'il s'agit d'une simple constatation, on peut se contenter d'essuyer la face qui sera tournée du côté de l'objectif et de placer la lamelle humide sur une lame. Si on veut conserver la préparation, il faudra la monter, après déshydratation, au baume de Canada au xylol. On peut aussi employer le violet de gentiane, ou mieux encore le bleu composé de Roux dont voici la formule :

Solution aqueuse à 1 p. 100 de violet dahlia.. . . . 1 partie.
Solution aqueuse à 1 p. 100 de vert de méthyle. . 3 parties.
Eau distillée — q. s. pour obtenir une teinte bleue pas trop
    foncée.

Cette solution ne précipite pas et se conserve limpide. Il suffit de mettre sur la lamelle séchée une goutte de ce bleu, d'appliquer celle-ci presque aussitôt sur la lame, en essuyant l'excès de matière colorante avec du papier à filtre. On voit alors avec un objectif à immersion que, parmi tous les bacilles des fausses membranes, ce sont les bacilles diphtériques qui se colorent le plus vite et avec le plus d'intensité.

Ce bacille se présente sous un aspect assez analogue à celui du bacille de Koch, mais il est deux fois plus épais. Les extrémités en sont arrondies, parfois en forme de poire. Quelques bâtonnets présentent un ou plusieurs étranglements, d'autres semblent granuleux, parce qu'ils prennent inégalement la couleur. Un grand nombre d'entre eux sont recourbés. Sur plusieurs points, ils sont groupés en petits amas.

Si, dans certains cas graves, on rencontre presque exclusivement ces bactéries dans les fausses membranes, le plus souvent ils sont mêlés à une quantité de microbes divers, tous bien colorés. Ce sont les microbes habituels de la bouche : de grands filaments de leptothrix, de gros micrococques, des staphylocoques et des streptocoques, des bacilles les uns plus gros et plus longs que celui de la diphtérie, les autres plus courts et plus trapus. Il n'est pas toujours facile au milieu de ces bactéries de distinguer le bacille de Löffler et il est bien regrettable qu'on n'ait pas encore pu trouver pour le distinguer une méthode aussi sûre que celles qui permettent de déceler le bacille de la tuberculose.

Examen
des coupes
de fausse
membrane.

Lorsqu'une fausse membrane a été placée dans l'alcool absolu, elle est convenablement durcie au bout d'un ou deux jours. Il suffit d'en faire des coupes, de les colorer au bleu de Löffler ou par la méthode de Gram. On constate alors au microscope la situation des micro-organismes dans la fausse membrane. Dans la couche la plus superficielle, la plus éloignée de la muqueuse, se voient en grande quantité des microbes très variés. Immédiatement au-dessous, mais encore assez loin de la partie profonde de la fausse membrane, sont les bacilles de Löffler, groupés en petits amas caractéristiques, dans le réticulum fibrineux.

Culture
du bacille de
Löffler.

Quand on veut isoler et cultiver le bacille de Löffler, il faut recueillir un débris de fausse membrane et l'ensemencer. Si on a des malades à sa disposition, on doit autant que possible choisir un cas de diphtérie toxique au début, avec fausses membranes épaisses, et on ira puiser directement dans la gorge le débris à ensemencer avec un fil de platine.

On peut encore obtenir de très belles cultures avec des fausses membranes fraîches et convenablement recueillies et conservées, dans un tube à expériences aseptique par exemple. Lorsqu'il doit s'écouler un certain temps avant l'ensemencement, on aura avantage à dessécher la fausse membrane sur du papier à filtre, car les bacilles secs sont doués d'une grande résistance; il suffira, au moment de l'ensemencement, de laisser détremper la fausse membrane dans un peu d'eau filtrée sur porcelaine. On prendra ensuite un débris de la

membrane au bout de l'anse d'un fil de platine stérilisé. Ce fil doit être gros, ne pas plier aisément
afin qu'on puisse racler un peu fortement et enlever une parcelle assez étendue. Ce fil, ainsi chargé,
sert à ensemencer en strie une série de tubes de
sérum (3 ou 4) sans recharger le fil de platine. Le
sérum est en effet le milieu de culture sur lequel
le bacille diphtérique pousse le plus rapidement et
le plus abondamment. Löffler donne la préférence
au milieu dont voici la formule :

Sérum de veau ou de mouton. . . .   3 parties.
Bouillon de veau neutralisé. . . . .   1 partie.
Peptone . . . .   1 p. 100.
Glucose. . . . .   1 p. 100.
Sel marin. . . . .   1/2 p. 100.

Mais on obtient d'excellents résultats avec le sérum de sang de bœuf ou de cheval placé cinq jours
de suite à l'étuve à 58° pendant deux heures, afin
de le stériliser, puis à 70°, jusqu'à gélatinisation.
On pourrait employer aussi de la sérosité d'ascite
ou de pleurésie, mais il nous a semblé que ce milieu de culture donnait des résultats moins satisfaisants.

L'ensemencement de plaques de gélose faites
dans des baquets de verre de Pétri est loin de donner d'aussi bons résultats, car le bacille pousse
beaucoup moins bien sur ce milieu, et la plaque est
rapidement envahie par la végétation luxuriante
des autres micro-organismes que contient la fausse
membrane. Il ne faut pas songer à employer les
plaques de gélatine, parce que le bacille de Löffler

ne pousse que très lentement et très maigrement à 20°.

On place les tubes de sérum ainsi ensemencés à l'étuve à 37°. On peut déjà les retirer au bout de dix-sept ou dix-huit heures. S'il s'agit réellement de diphtérie, les tubes contiennent une grande quantité de colonies, car sur le sérum le bacille de Löffler pousse beaucoup mieux et plus vite que presque tous les autres microbes, qui n'ont pas le temps de se développer. De telle sorte que si les colonies sont nombreuses, on peut déjà préjuger de la nature de la maladie; des tubes ensemencés avec des exsudats non diphtériques présentant en général peu ou pas de colonies dans les 24 premières heures. Les colonies de bacilles de Löffler se présentent après 18 heures de séjour à l'étuve sous la forme de taches rondes, blanc grisâtre, à centre opaque, grosses comme une tête d'épingle. Sur le tube de sérum ensemencé le premier, les colonies ne sont généralement pas isolées et par leur rapprochement figurent une strie continue; mais sur les autres tubes, surtout sur le dernier, il est très aisé de les étudier séparément.

Il est cependant un petit nombre de microbes dont les colonies sont déjà bien développées dès ce moment et se montrent très analogues à celles du bacille de Löffler. C'est d'abord un coccus qui croît très bien sur le sérum: après 20 heures ses colonies sont semblables, à l'œil nu, à celles de la diphtérie, mais après 36 ou 48 heures de séjour à l'étuve, elles sont moins volumineuses que les colonies diphtériques de même âge et prennent d'ailleurs en vieillissant une teinte jaunâtre bien caractéristique. D'autres cocci forment sur sérum, dès les 24 premières heures, des colonies dont l'aspect est identique à celles du bacille de Löffler, leur coloration ne se modifie pas avec le temps, mais leur développement est plus lent que celui du microbe de la diphtérie. On peut aussi rencontrer une autre variété de coccus dont les colonies peuvent prêter à confusion le premier jour, mais se distinguent de celles de la diphtérie dès le second jour, en ce que, au lieu d'être saillantes à la surface du sérum elles sont au contraire nettement déprimées en godet. Enfin on trouve parfois un coccus très-gros, qui liquéfie le sérum.

Il est évident qu'on ne saurait se contenter, pour établir un diagnostic, de l'examen des cultures à l'œil nu. Il faut toujours transporter à l'aide d'un fil de platine sur une lamelle un débris de la colonie suspectée, la colorer et en faire la vérification au microscope.

Veut-on obtenir une culture pure, on charge le fil de platine avec une nouvelle portion de la colonie vérifiée, et on le promène en stries sur une série de tubes de sérum. Pour plus de sûreté, on peut diluer d'abord ce fragment de colonie dans un tube de bouillon stérilisé, dont on ensemence ensuite une goutte en stries sur sérum. Ces tubes placés à l'étuve à 37° donnent au bout de 24 heures des colonies dont la plupart au moins renferment le bacille de Löffler à l'état de pureté absolue.

Il est bon de dire ici que, lorsque les tubes de sérum directement ensemencés à l'aide d'une fausse membrane contiennent de nombreuses colonies de bacilles de Löffler, on est en droit d'affirmer la diphtérie; mais si on ne constate que très peu de colonies, trois ou quatre en tout par exemple, il faudra avoir recours à l'inoculation du bacille au cobaye, car on pourrait avoir affaire au bacille pseudo-diphtéritique. Nous reviendrons d'ailleurs plus loin sur ce point.

M. Sakharoff a dernièrement proposé d'ensemencer les fausses membranes diphtériques sur un milieu de culture plus facile à se procurer. Le blanc d'œuf cuit, aseptiquement dépouillé de sa coquille et découpé en tranches, qu'on dépose au fond de tubes flambés, contenant quelques gouttes d'eau pour éviter la dessiccation. Sur ce milieu les colonies de bacille de Löffler poussent beaucoup mieux que sur gélose.

Le bacille de la diphtérie est un bâtonnet droit ou courbé, toujours immobile, presque aussi long que le bacille de la tuberculose et d'une épaisseur double, mesurant de 2, 5 µ à 3 µ de long sur 0,7 µ de large. Tel est l'aspect qu'il présente dans les cultures récentes sur sérum ou gélose. Il se colore alors très bien avec la solution alcaline de bleu de méthylène de Löffler et par la méthode de Gram.

Lorsque les cultures sont plus vieilles, il prend la matière colorante d'une façon plus inégale, surtout lorsqu'il s'agit du bleu de Löffler. Cultivés dans du bouillon, les bacilles de la diphtérie se groupent en petits amas, dont les bâtonnets sont souvent disposés parallèlement les uns aux autres. Ils présentent souvent des formes d'involution analogues à celles qu'ils prennent dans les fausses membranes; ils sont plus courts, plus trapus; plusieurs sont renflés à leurs extrémités; d'autres montrent des formes en poire, en massue. Les extrémités arrondies, qu'ils présentent, se colorent très fortement. Mais il ne s'agit pas là de spores, car une température de 60° suffit à tuer ces cultures. Dans les cultures sur gélatine, les bacilles ne ressemblent plus du tout aux formes que nous venons de décrire: ils sont tantôt fusiformes, tantôt arrondis, ressemblant à de gros cocci. D'ailleurs, transportés de la gélatine sur le sérum ou dans le bouillon, ils reprennent l'aspect qu'ils ont habituellement sur ces milieux.

Le bacille de la diphtérie se colore très bien par les couleurs basiques d'aniline, et en particulier par le bleu de Löffler et par le bleu composé de Roux. Il se colore d'une façon très intense par la méthode de Gram.

Sur tous les milieux il semble se développer très mal au-dessous de 20° et pas du tout au-dessus de 40°. La température la plus favorable à sa croissance est entre 33 et 37°.

Sur sérum gélatinisé au bout de 18 heures à 37°, les colonies de bacille de Löffler ont l'aspect que nous avons déjà décrit. Confluentes, elles forment une traînée grisâtre. Isolées, elles se présentent sous l'aspect de petites taches rondes, blanc grisâtre. Bientôt elles s'étendent, deviennent saillantes, à centre plus épais que la périphérie. Au bout de 4 à 5 jours, elles ont pu atteindre un diamètre de 3 à 5 millimètres et sont épaisses, blanchâtres, opaques, à surface luisante. Lorsque les bacilles ont été ensemencés sur le sérum préparé suivant la méthode de Löffler, ils croissent encore plus vite, car en deux jours une colonie peut acquérir une épaisseur de 1 millimètre et un diamètre de 5 millimètres.

Cultures sur gélose.

Les cultures sur gélose poussent bien moins rapidement que sur sérum, surtout lorsque le bacille vient d'être pris directement dans une fausse membrane ; mais les colonies présentent un aspect caractéristique, souvent elles s'étendent beaucoup, leur contour n'est pas parfaitement arrondi. Elles sont blanches ; leur centre, beaucoup plus épais que la périphérie, prend une coloration grisâtre quand les cultures sont assez vieilles.

Cultures dans du bouillon.

Le bouillon, et particulièrement celui fait avec la viande de veau, constitue un excellent milieu de culture pour le bacille diphtérique. Les cultures déposent sous forme de petits grumeaux sur la paroi et au fond du vase ; le bouillon, d'abord trouble, reprend sa limpidité primitive, et lorsqu'on conserve les cultures à l'étuve à 37°, une partie des colonies surnagent, formant une sorte de pellicule à la surface du liquide. Après quelques jours de culture, le bouillon primitivement alcalin devient acide. Il demeure ainsi quinze jours ou trois semaines, puis reprend sa réaction alcaline primitive au bout de ce temps. Mais il faut pour cela que l'air ait libre accès dans la culture, car dans le vide le bouillon reste acide.

En cultures sur plaques obtenues à l'aide de gelée

renfermant 15 p. 100 de gélatine et restant solide jusqu'à 24°, ils donnent de petites colonies blanchâtres qui croissent peu et ne liquéfient pas la gélatine.

En piqûre dans la gélatine, le développement se fait mal, la culture reste maigre: ce sont de petites colonies sphériques, accolées les unes aux autres le long du trait de piqûre. Au bout d'un très long temps on voit la culture s'étaler à la surface de la gélatine en une mince pellicule blanchâtre. Le bacille ne se développe pas sur la pomme de terre et perd rapidement sa virulence dans le bouillon glycériné, qui devient bientôt d'une acidité exagérée, et sur le sérum glycériné, qui prend une réaction acide qu'on n'observe pas avec le sérum ordinaire. Le bacille pousse encore dans le lait et ne le coagule pas.

Depuis Bretonneau on a fréquemment inoculé des fausses membranes diphtéritiques aux animaux dans l'espoir de reproduire la maladie. Les résultats obtenus n'ont pas été bien concluants. Mais du jour où on a pu isoler constamment un bacille de la fausse membrane diphtérique, qu'on a constaté qu'il était toujours identique à lui-même, qu'on a pu le cultiver, on a essayé de reproduire les principaux caractères de la maladie en inoculant des cultures pures de ce microbe à des animaux. Le succès ne s'est pas fait attendre. En excoriant la muqueuse du pharynx chez les poules et les pigeons, la conjonctive des lapins, la muqueuse vulvaire du cobaye et en étendant à sa surface des parcelles de colonies de bacilles de

Löffler à l'aide d'un fil de platine, on obtient des fausses membranes tout à fait analogues à celles de l'homme. On en provoque aussi facilement sur la surface cutanée d'un lapin en appliquant à la face interne de son oreille un petit vésicatoire, et, lorsque la vésication s'est produite, en badigeonnant avec la culture la couche de Malpighi mise à nu.

En inoculant de la même façon le bacille diphtérique dans la trachée de lapins ou de pigeons préalablement trachéotomisés, on reproduit aisément les symptômes du croup : « La difficulté que le lapin éprouve à respirer, le bruit que fait l'air en passant par la trachée obstruée, i'aspect de la trachée congestionnée et tapissée de fausses membranes, le gonflement œdémateux des tissus et des ganglions du cou, rendent cette ressemblance absolument frappante. » (Roux et Yersin.) La mort est très fréquente après ces inoculations; mais lorsque l'animal résiste, on peut le voir atteint de troubles moteurs rappelant tout à fait la paralysie diphtérique de l'homme. Ici c'est un pigeon inoculé dans le pharynx qui se tient difficilement debout, marche avec peine les pattes écartées, puis tombe en avant et ne peut plus se relever quand on le met sur le dos; là c'est un lapin à qui on a donné le croup, qui guérit de son affection laryngée, mais se paralyse du train postérieur et ne tarde pas à mourir de paralysie rapidement progressive.

En injectant 1 cent. cube de culture de diphtérie dans la veine marginale de l'oreille d'un lapin, on reproduit souvent des paralysies analogues, à condition que l'animal ne meure pas trop rapidement. Tantôt c'est une paralysie rapide qui s'étend à tout le corps et ne précède la mort que de quelques heures ; tantôt c'est une paraplégie du train postérieur rapidement progressive, sorte de paralysie ascendante envahissant tout le corps en un ou deux jours et tuant l'animal par arrêt de la respiration ou du cœur. « Ailleurs, la paralysie reste limitée pendant un certain temps aux pattes postérieures ; elle commence par une faiblesse des muscles qui donne à la démarche une allure particulière, puis elle devient plus complète, et les mouvements du train antérieur sont seuls conservés. La maladie est presque toujours envahissante, la paralysie gagne le cou et les membres antérieurs. Il n'est pas rare de voir la mort survenir subitement sans convulsions, surprenant l'animal dans l'attitude dans laquelle on venait de le voir quelques instants auparavant. Un groupe de muscles peut être frappé tout d'abord : ainsi on voit des lapins dont les pattes de derrière sont écartées du corps comme si l'action des adducteurs était supprimée. Quand ils marchent, leurs membres postérieurs ne se détendent plus, ils avancent l'un après l'autre sans se détacher du sol. Lorsque les pattes de devant sont atteintes à leur tour, l'allure devient comme rampante. Bien que la paraplégie soit le début le plus fréquent, la paralysie peut aussi porter sur les muscles du cou, de façon que la tête ne peut se soulever du sol, et aussi sur les muscles du larynx, ce qui donne de la raucité à la voix. » (ROUX et YERSIN.)

Chez les lapins ainsi inoculés, il est de règle de trouver à l'autopsie, en même temps que de la dégénérescence graisseuse du foie, du gonflement des ganglions et de la congestion des organes abdominaux, une néphrite aiguë qui explique l'albuminurie constatée pendant la vie.

Le bacille reste cantonné au point d'inoculation.

Enfin, chez les animaux, comme dans la diphtérie de l'homme, le bacille intoxique l'organisme et ne l'infecte pas. Löffler n'a jamais trouvé le bacille diphtérique qu'au point d'inoculation. Roux et Yersin ont multiplié les expériences pour contrôler ce fait si important. Sauf une exception, chez le cobaye inoculé dans le tissu cellulaire sous-cutané du ventre, ils n'ont jamais retrouvé le bacille spécifique que dans l'œdème et la fausse membrane qui se développent au point d'inoculation, ainsi que dans la sérosité péritonéale sous-jacente. L'ensemencement du sang, de la pulpe des organes, de l'épanchement pleurétique, qui est si fréquent, reste stérile. Seize heures après l'injection intraveineuse du bacille de Löffler chez le lapin, on n'en trouve plus trace, sauf très rare exception, ni dans le sang, ni dans les organes. Et cependant la maladie suit son cours, et les animaux en expérience meurent en moins de 36 heures.

Preuves de la spécificité du bacille de Löffler.

En résumé, on a isolé un bacille qu'on retrouve constamment dans les fausses membranes des diphtériques. Inoculé aux animaux, il reproduit des fausses membranes identiques à celles de la diphtérie, tout l'appareil symptomatique du croup, des paralysies, de l'albuminurie. Ce bacille procède d'abord par une infection qui est et qui reste locale, mais il développe rapidement une intoxication générale de l'organisme. Et si l'on objecte que la paralysie rapidement envahissante qu'on provoque chez le lapin ne rappelle qu'une forme rare de la paralysie diphtérique, nous verrons plus loin, à propos du poison diphtérique, comment MM. Roux et Yersin sont parvenus à reproduire chez le chien des paralysies limitées, à marche lente, identiques à celles qu'on observe couramment chez l'homme à la suite de la diphtérie. Tant de preuves accumulées ne permettent plus le doute, et la bactériologie ne compte plus d'adversaires de la spécificité du bacille de Löffler.

Lorsqu'on veut étudier expérimentalement l'action de ce bacille sur les animaux, on voit qu'il est pathogène pour un grand nombre d'entre eux. En revanche, les rats et les souris sont complètement réfractaires à la maladie.

S'il s'agit de déterminer la virulence d'une colonie de bacilles ayant tous les caractères du bacille de la diphtérie, c'est le cobaye qu'on inoculera de préférence. Il est en effet extrêmement sensible au virus diphtérique. Il suffit en général de quelques gouttes de culture dans le bouillon injectées sous la peau du ventre pour déterminer très rapidement la mort de l'animal, souvent en moins de 36 heures. A l'autopsie on retrouve toujours les lésions caractéristiques : œdème gélatineux au point d'inoculation, fausse membrane plus ou moins étendue au niveau de la piqûre sous la peau, congestion des organes internes et des ganglions, mais surtout des capsules surrénales, épanchement séreux ou séro-sanguinolent dans les cavités pleurales, parfois splénisation des poumons. Si l'on ensemence sur sérum le sang du cœur et des organes internes, la sérosité pleurale, le liquide œdémateux, ou la fausse membrane du point d'inoculation, on voit que les tubes placés à l'étuve à 37° restent stériles, sauf ceux sur lesquels on a semé les bacilles restés cantonnés au point d'inoculation. On peut d'ailleurs, immédiatement après l'autopsie, constater la présence de ces bacilles en faisant, avec le liquide ou la membrane recueillis au niveau de la piqûre, des frottis de lamelle que l'on colore extemporanément. Phénomène curieux, les microbes se montrent là beaucoup moins abondants que dans les fausses membranes de la diphtérie humaine. Il semble que leur développement soit en quelque sorte entravé. C'est ce qui explique la difficulté de transmettre la maladie d'un animal à un autre avec les produits virulents recueillis chez un premier animal inoculé. Si l'on inocule à un second cobaye la fausse membrane d'un premier cobaye qui vient de succomber à la diphtérie, l'animal en expérience mettra beaucoup plus de temps à mourir que le premier, et sa fausse membrane ne pourra transmettre à un troisième sujet qu'une diphtérie très atténuée à laquelle il ne succombera pas.

La mort des pigeons et des lapins inoculés sous la peau est beaucoup moins rapide et beaucoup moins constante. Les pigeons et les poules résistent plus ou moins, suivant la virulence du bacille et la quantité de culture inoculée. En général, un cinquième de centimètre cube de culture de diphtéric est la dose maxima qu'ils peuvent supporter sans succomber. Chez les pigeons qui meurent, on ne constate à l'autopsie que de l'œdème et une production pseudo-membraneuse au point d'inoculation, de la congestion des organes internes. Au contraire, les petits oiseaux sont de tous les animaux les plus sensibles à l'action du bacille de la diphtérie. Il faut environ 2 c. c. de culture dans du bouillon pour tuer un lapin par injection sous-cutanée. Les téguments s'œdématient au point d'inoculation; l'animal reste immobile, ne mange plus, et meurt en 4 ou 5 jours. On constate alors de l'œdème au niveau de la piqûre avec des suffusions hémorragiques du tissu cellulaire, de la congestion des ganglions, de l'épiploon et du mésentère, avec de petites ecchymoses le long des vaisseaux, et on retrouve toujours la même lésion du foie constante et caractéristique, la teinte jaunâtre due à une dégénérescence graisseuse.

Chez le chien, qui succombe aussi à l'inoculation sous-cutanée du bacille diphtérique, on retrouve le même œdème local au point où s'est faite l'infection: l'animal se paralyse, reste couché, incapable de tout mouvement, présente les signes d'un ictère intense. A l'autopsie, on ne trouve comme lésion caractéristique que de la sclérose du foie, qui est très hypertrophié.

Klein a fait des inoculations sous-cutanées de bacille diphtérique à des chats. Il a constaté de l'œdème au point d'inoculation, du ptyalisme, parfois de la conjonctivite. Les animaux moururent du sixième au treizième jour de la maladie. Ils succombaient beaucoup plus rapidement lorsqu'ils étaient inoculés avec des bacilles ayant passé par des cobayes: on ne trouvait de bacilles de Löffler qu'au point d'inoculation.

Le même auteur a fait des inoculations sous-cutanées avec 1 c. c. de cultures de diphtérie à deux vaches au niveau de l'épaule. Elles moururent toutes deux, après avoir présenté des vésico-pustules sur les trayons. A l'autopsie, on ne retrouva de bacilles qu'au point d'inoculation. Des cultures faites avec le sang du cœur, des poumons et des reins restèrent stériles ; mais, dans un de ces cas, le liquide des pustules développées sur les trayons et le lait lui-même contenaient des bacilles de Löffler, qu'on put cultiver. Ces cultures donnèrent la même maladie avec éruption pustuleuse à deux veaux. Des chats nourris avec ce lait contaminé contractèrent la diphtérie et la donnèrent par contagion à d'autres chats placés dans le même local.

Les inoculations intra-péritonéales donnent des résultats beaucoup plus lents. Des cobayes, recevant la même dose de culture, meurent quatre ou cinq fois moins vite lorsque le bacille est injecté dans la cavité péritonéale que lorsqu'il est introduit sous la peau.

Lorsqu'on a déterminé les caractères morphologiques du bacille de Löffler et les résultats de son inoculation chez les animaux, il est intéressant d'étudier sa vitalité, de constater comment et combien de temps elle peut se conserver, comment sa virulence s'atténue et disparaît, sous quelles influences elle peut renaître.

La résistance du bacille de Löffler est très grande aussi bien dans l'organisme qu'en dehors de lui. Si l'on suit jour par jour un diphtérique, si on fait quotidiennement un examen bactériologique de ses fausses membranes, ou qu'on les ensemence régulièrement sur sérum, on voit les bacilles ou les colonies diminuer à mesure que la maladie marche vers la guérison.

Lorsque la membrane se désagrège, devient plus molle, c'est qu'elle est envahie par les microbes vulgaires et que le microbe spécifique disparaît. Mais, bien que le fait ait été constaté, il est tout à fait exceptionnel d'observer la disparition du bacille de Löffler, alors que l'exsudat pseudo-membraneux persiste encore.

Généralement les bacilles ne disparaissent qu'avec les fausses membranes. D'ailleurs la constatation de la présence du microbe de la diphtérie dans la bouche n'est pas nécessairement accompagnée de production pseudo-membraneuse dans la cavité bucco-pharyngée. Dans un cas de diphtérie hypertoxique survenu au cours d'une fièvre typhoïde chez un petit malade du service de M. Cadet de Gassicourt à l'hôpital Trousseau, on ne put constater dans la gorge qu'une très petite fausse membrane lenticulaire, qui disparut au bout de quelques heures et ne se reproduisit pas : il n'y avait pas de croup. Nous avons cependant pu constater par des cultures sur sérum que le mucus de la gorge contenait une grande quantité de bacilles de Löffler extrêmement virulents. On peut de même retrouver le bacille diphtérique dans la salive d'enfants atteints de croup d'emblée, sans fausses membranes de la gorge.

Lorsque les fausses membranes ont disparu, que la diphtérie est complètement guérie, souvent le virus résiste encore, alors que la muqueuse est parfaitement saine. On a retrouvé le bacille spécifique dans la bouche de convalescents trois ou quatre jours, et même treize et quatorze jours après la guérison, et les colonies obtenues sont nettement virulentes pour les animaux inoculés. Nous avons déjà indiqué les conclusions pratiques qu'on peut déduire de cette résistance du virus diphtérique dans l'organisme des convalescents; ceux-ci constituent un danger d'autant plus grand qu'on est moins porté à le redouter. On n'a pu d'ailleurs encore fixer rigoureusement la limite maxima de résistance du bacille dans la bouche après la guérison, à cause de la difficulté d'observer et de suivre assez longtemps les convalescents. Les recherches qui ont été faites jusqu'ici ont porté sur des enfants soignés à l'hôpital et soumis à une antisepsie rigoureuse de la gorge. Mais on ne peut déterminer la durée de la résistance des bacilles dans les diphtéries méconnues ou mal soignées. C'est là probablement qu'il faut chercher l'explication des récidives, la première cause occasionnelle venue fournissant une porte d'entrée au bacille, qui colonise à nouveau.

En dehors de l'organisme, la bactérie diphtérique se conserve bien plus longtemps encore. On peut retrouver pendant plusieurs mois des colonies virulentes dans les cultures de diphtérie conservées à la température de la chambre. Des tubes de sérum peuvent en donner parfois pendant plus de six mois. Des cultures dans du bouillon, en tubes clos, sans air et à l'abri de la lumière, gardent leur virulence et leur vitalité jusqu'à 13 mois. Mais ce n'est pas ainsi que les bacilles se conservent sur les objets de literie, dans les plis des vêtements, dans la poussière des planchers, où cependant ils gardent si longtemps leur virulence. Là ils ne tardent pas à se dessécher, et de nombreuses expériences ont prouvé que cet état est essentiellement favorable à leur conservation. Des bacilles desséchés, placés à 33°, ont gardé leur virulence pendant trois mois, et peuvent supporter impunément une chaleur sèche de 98°, prolongée pendant plus d'une heure. D'où l'inanité de l'emploi, contre la propagation de la diphtérie, des étuves à chaleur sèche, avec lesquelles on se trouve placé dans l'alternative ou bien de brûler les objets qu'on y place, ou bien de ne pas les désinfecter du tout. Une fausse membrane sèche, pliée dans un linge et placée dans une armoire fermée, à l'abri de l'humidité et de la lumière, à la température de la chambre, donne encore au bout de cinq mois des colonies de bacilles de Löffler, à peine moins abondantes que dans les premiers jours.

La destruction du virus diphtérique s'opère de différentes façons. Elle peut être spontanée, comme dans l'organisme, où les bacilles disparaissent à mesure que l'état du malade s'améliore ; comme dans les vieilles cultures, où au bout d'un temps plus ou moins long les bacilles ensemencés à nouveau ne donnent plus lieu à des cultures. Des bacilles desséchés, conservés à la température de 45° pendant 5 jours, restent stériles. Les fausses membranes desséchées, dont les bacilles conservent leur vitalité pendant cinq mois au moins, lorsqu'elles sont placées à l'abri de l'humidité et de la lumière, donnent des ensemencements négatifs lorsqu'on les suspend à l'air exposées à la pluie et au soleil pendant un mois et demi. Le séjour de quelques minutes à la chaleur humide de 58° tue toujours les bacilles ; d'où les beaux résultats obtenus dans les hôpitaux au point de vue de la prophylaxie intérieure avec la désinfection à l'aide des étuves à vapeur sous pression.

La destruction du bacille diphtérique par des solutions antiseptiques s'obtient le plus facilement du monde. D'après M. d'Espine, il suffit de solutions de sublimé à $\frac{1}{8000}$, d'acide phénique, à $\frac{2}{100}$, de permanganate de potasse, à $\frac{1}{2000}$, pour stériliser immédiatement de vigoureuses cultures. MM. Chantemesse et Vidal immergent des fils de soie stérilisés dans une culture de bacilles diphtériques virulents. Ces fils sont ensuite plongés pendant une, deux ou trois minutes dans une solution dont on veut déterminer la valeur antiseptique. Au sortir de ce bain, on lave les fils soit dans l'eau distillée stérilisée, soit dans l'alcool à 95°, pour les débarrasser des traces de substance antiseptique qui auraient pu y rester attachées. Puis on les place dans des tubes de bouillon pur, qu'on met à l'étuve à 37°. Des fils témoins, non traités par la solution antiseptique, sont passés de la même façon à l'eau stérilisée ou à l'alcool à 95°, puis mis à l'étuve ; ils donnent naturellement de très belles cultures, tandis que les tubes contenant les fils de la première série doivent rester stériles si la solution antiseptique s'est montrée suffisamment efficace. Le mélange qui a fourni les meilleurs résultats est le suivant :

    Acide phénique pur. . . . .   5 grammes
    Camphre   20   —
    Glycérine.   25   —

M. Barbier a récemment démontré que l'action du phénol sulforiciné était encore plus efficace.

Malheureusement les résultats ne sont ni aussi complets ni aussi rapides lorsqu'il s'agit de l'organisme humain infecté par la diphtérie ; et cela s'explique assez aisément, car autant il est facile de transformer complètement un milieu de culture au moyen de quelques gouttes de solutions antiseptiques, autant il est difficile d'aller atteindre le bacille spécifique dans toutes les anfractuosités de la cavité bucco-pharyngée.

Tous les bacilles de Löffler recueillis dans la gorge des diphtériques ne sont pas doués de la même virulence. On le constate aisément en ensemençant dans du bouillon des bacilles pris dans une série d'angines spécifiques et en inoculant sous la peau une dose égale de ces cultures liquides à des cobayes de même poids. On observe alors que ces animaux ne meurent pas au bout du même temps et survivent plus ou moins longtemps à l'infection. Le cobaye constitue en effet un assez bon réactif de la virulence du bacille de Löffler. S'il a reçu sous la peau 1 c. c. de culture dans du bouillon conservé 24 heures à l'étuve, on le voit succomber, parfois avant la fin du premier jour, très souvent au bout de 2 jours, plus rarement du 3e au 5e jour, suivant le degré de virulence de la culture expérimentée. Il est tout à fait exceptionnel de le voir survivre. Il présente alors de l'œdème et une eschare au point d'inoculation. On peut encore mesurer la virulence d'une culture en faisant des inoculations sous-cutanées en même temps à un cobaye, à un pigeon et à un lapin, car le pigeon offre une résistance à la diphtérie plus grande que le cobaye, mais moindre que le lapin.

Rapport entre la virulence du bacille recueilli et la gravité de la diphtérie dont il provient.

Peut-on établir un rapport entre la virulence du bacille recueilli et cultivé et la gravité de la diphtérie dont il provient? A priori cette hypothèse est assez séduisante, et l'on est tenté d'admettre que les diphtéries bénignes, moyennes ou malignes sont dues à des bacilles dont la virulence est plus ou moins marquée. Voici maintenant ce que donne l'expérimentation : dans les diphtéries mortelles, toutes les colonies inoculées se montrent très virulentes ; dans les diphtéries sévères, qui se terminent favorablement, les colonies spécifiques deviennent moins nombreuses à mesure que la maladie tend à guérir, et, tandis que les colonies des premiers jours sont toutes virulentes, plus tard les colonies sont, les unes très actives, les autres moins, quelques-unes inoffensives pour le cobaye. Dans les diphtéries bénignes on trouve encore une grande inégalité dans la virulence des colonies isolées ; mais d'une façon générale les bacilles sont moins actifs que dans les formes plus graves de la maladie. Cependant, même dans une angine tout à fait bénigne, on peut isoler des colonies très virulentes ; ce qui prouve une fois de plus que le bacille ne suffit pas à créer la maladie de toute pièce, et qu'il faut encore tenir grand compte du terrain et des infections secondaires.

Nous venons de voir que le bacille de Löffler peut normalement dans l'organisme présenter une virulence atténuée, soit au cours de diphtéries bénignes, soit à la fin de diphtéries plus graves, mais qui se terminent par la guérison. Dans ces cas, au lieu de tuer un cobaye inoculé sous la peau en un ou deux jours, il le tue en quatre ou cinq et parfois même l'épargne, ne provoquant qu'une lésion locale et guérissable. Il en est de même parfois lorsqu'on inocule de très vieilles cultures ; les cobayes en expérience meurent alors au bout d'un temps assez long ou même survivent. Mais il ne s'agit pas là d'une atténuation véritable, car pour mériter ce nom celle-ci doit être héréditaire, et l'on ne peut dire d'un bacille qu'il est atténué que lorsque, ensemencé à nouveau, il donne une culture-fille également atténuée. Or il suffit de rajeunir les vieilles cultures par un ensemencement dans du bouillon pour les voir reprendre toute leur virulence première. Cependant, très exceptionnellement, on peut observer une véritable atténuation spontanée dans les cultures. MM. Roux et Yersin en ont rencontré deux exemples, dans lesquels des cultures, primitivement très virulentes donnaient des cultures-filles d'une virulence très faible. Ces mêmes auteurs ont artificiellement obtenu l'atténuation de la virulence et dans les fausses membranes et dans les cultures. Pour les fausses membranes, ils ont employé l'action combinée de l'air et de la dessiccation : « Une fausse membrane est retirée de la trachée d'un enfant au moment de la trachéotomie, étalée sur un linge propre, séchée à l'air, puis conservée dans un tiroir. Cette pseudo-membrane fraîche contient beaucoup de bacilles spécifiques, faciles à voir au microscope; ensemencée sur sérum, elle donne de belles colonies : cinq d'entre elles, inoculées à des cobayes, les font périr en moins de 48 heures..... Un nouvel ensemencement fait à la fin du cinquième mois de la dessiccation fournit des colonies moins nombreuses; avec dix d'entre elles, on prépare dix cultures pures qui, inoculées à dix cobayes, se montrent inoffensives. Les unes ne causent pas d'œdème, les autres en donnent un peu, une seule produit un œdème notable. » Dans les cultures, les bacilles diphtériques s'atténuent quand on les cultive dans un courant d'air à la température de 39°,5 à 40°; ils ne tardent d'ailleurs pas à mourir peu de temps après. Ces cultures se font dans le bouillon à l'aide de flacons de Fernbach, en faisant passer par leurs tubulures latérales un courant d'air saturé de vapeur d'eau à la température de l'étuve. La vitalité de ces cultures est assez courte, mais avant de mourir elles perdent leur virulence. Tous les bacilles ne s'atténuent pas en même temps; pendant un certain temps la culture contient à la fois des bacilles atténués et des bacilles virulents, ce dont on peut se convaincre en séparant sur sérum un grand nombre de colonies et en essayant la virulence de chacune d'elles : de jour en jour on peut voir diminuer le nombre des colonies meurtrières, tandis que les autres augmentent proportionnellement. Ce processus rappelle les constatations que l'on fait en ensemençant quotidiennement les fausses membranes d'une diphtérie en voie de guérison. Il est bon de noter que MM. Roux et Yersin ont observé que le bacille de Löffler ainsi atténué pousse plus abondamment et à une température plus basse, rend le bouillon plus rapidement alcalin, que le même bacille virulent; sa croissance dans le vide est très ralentie. Nous verrons plus loin que le bacille pseudo-diphtérique présente les mêmes caractères.

Lorsque le bacille de la diphtérie a été atténué au point de ne plus provoquer qu'une réaction insignifiante au point d'inoculation chez le cobaye, il a jusqu'à présent été impossible de réveiller sa virulence. Les inoculations successives à des animaux très sensibles, qui constituent pour plusieurs microbes un excellent moyen de leur rendre leur activité primitive, restent ici sans effet, car de très jeunes animaux, cobayes ou lapins, se sont montrés absolument réfractaires à la première inoculation. Mais des bacilles, ayant encore une légère action sur le cobaye, associés à parties égales à une culture très active d'érysipélocoques, ont reproduit chez le cobaye les lésions de la diphtérie et des tubes de sérum ensemencés avec la sérosité recueillie au point d'inoculation ont donné d'abondantes colonies de bacilles de Löffler, tuant les cobayes en moins de 36 heures.

Poison diphtérique. — Lorsqu'on s'est bien convaincu qu'aussi bien chez l'homme diphtérique que chez les animaux inoculés, l'infection reste locale, que le bacille ne se retrouve que dans la fausse membrane et n'envahit pas l'économie, il faut bien admettre une intoxication de l'organisme pour expliquer les symptômes généraux, les accidents éloignés, qui se retrouvent dans la maladie.

Poison dans les bouillons de culture filtrés.

Pour mettre en évidence le poison diphtérique, il suffit de filtrer sur porcelaine avec l'appareil de Kitasato des cultures de bacille de Löffler dans du bouillon. Les bacilles demeurent dans la bougie, le poison filtre avec le bouillon et y reste contenu. Les cultures doivent être vieilles d'au moins quinze ou vingt jours, sans quoi les bacilles n'auraient pas eu le temps de développer une quantité de poison suffisante. D'ailleurs, lorsqu'on se sert de cultures conservées à l'air, il suffira d'attendre que le bouillon ensemencé soit devenu acide, puis redevenu alcalin ; dès ce moment il contient une grande quantité de poison diphtérique. Dès que le liquide aura complètement filtré, on le recueillera dans une série de fortes pipettes stérilisées, qu'on fermera à la lampe. Ces pipettes seront alors placées quelques jours à l'étuve à 37°, car il faut bien s'assurer que le bouillon filtré n'a été infecté par aucun microbe, soit qu'il soit venu de l'air, soit qu'il ait traversé le filtre. En divisant ainsi le bouillon

toxique, on ne court pas le risque de voir le moindre
accident dans la manipulation compromettre toute
la masse. Lorsque la culture filtrée est vieille au
moins de deux ou trois semaines et qu'on en injecte
1 ou 2 c. c. sous la peau des cobayes, on les voit
mourir dans un espace de temps qui varie de
24 heures à sept ou huit jours, suivant l'âge de la
culture et par conséquent la toxicité de son poison.
Avec des cultures très anciennes, on arrive à les
tuer même avec 1/10e de c. c. de bouillon filtré, et
il faut employer des doses tout à fait minimes,
1/15e de c. c. par exemple, pour que les cobayes
ne succombent pas. Ils présentent alors de l'œdème
et une nécrose assez étendue de la peau. A l'autopsie les lésions sont identiquement les mêmes que
celles qu'on produit par injection du bacille diphtérique; seule la fausse membrane au point d'inoculation fait défaut. A part cela, même œdème
local au niveau de la piqûre, même congestion
des organes internes et surtout des capsules surrénales, même épanchement dans les plèvres. Avec
des doses de bouillon filtré variant de 4 à 1 c. c. en
injection sous-cutanée, on produit la mort des
lapins en deux, trois ou quatre jours. Ici encore
les lésions sont les mêmes que celles produites par
l'inoculation du bacille diphtérique : œdème local,
congestion généralisée, suffusions sanguines et surtout stéatose du foie caractéristique. Un centimètre
cube du bouillon toxique introduit sous la peau d'un
pigeon suffit à le tuer. L'immunité des souris et
des rats vis-à-vis du bacille diphtérique est la même
vis-à-vis de son poison. On peut injecter 2 c. c. de

bouillon diphtérique filtré à une souris sans même produire de nécrose au point d'inoculation. Si cependant on concentre le liquide dans le vide, on arrive à tuer une souris en employant une très-forte dose sous un très-petit volume. MM. Roux et Yersin n'ont pu tuer une souris blanche qu'avec une dose qui suffisait pour faire périr 80 cobayes.

Les résultats qu'on obtient en inoculant les animaux dans les veines sont très intéressants. Un cinquième de centimètre cube de bouillon toxique introduit dans la circulation d'un lapin suffit à le tuer très rapidement. Une quantité moindre donne une survie plus longue, parfois avec des symptômes paralytiques. Après avoir reçu une dose supérieure à 1 c. c., un chien succombe plus ou moins vite. S'il survit quelques jours, on le voit maigrir; il est pris de vomissements, a de l'ictère et meurt avec de la cirrhose du foie et de la néphrite.

Quand on désire que les chiens inoculés ne succombent pas à l'intoxication, il ne faut pas dépasser, pour un chien de poids moyen (7 à 10 kilos), la dose de 3 4 de centimètre cube. Cette dose est indiquée pour les cas où il s'agit d'une culture très toxique; elle varie naturellement avec le degré de toxicité du bouillon filtré. On voit alors l'animal maigrir, rester abattu, et souvent, au bout de huit à dix jours, présenter des symptômes de paralysie motrice. Cette paralysie est généralement incomplète : elle atteint tantôt les quatre membres, tantôt seulement deux, ceux du train antérieur ou du train postérieur; mais presque toujours elle finit par se généraliser aux quatre membres. Après une courte période d'aggravation, souvent accompagnée de tremblement, elle diminue peu à peu, s'attarde parfois dans un membre, et finit par guérir. La paralysie a duré en tout trois à quatre semaines. Les bouillons filtrés peuvent être impunément ingérés en grande quantité par les cobayes et les pigeons, tandis qu'un 1/2 c. c. introduit dans la trachée des pigeons les tue en quatre ou cinq jours, sans laisser de lésion des organes respiratoires.

Tels sont les résultats qu'on obtient avec des cultures filtrées de bacille de Löffler dans du bouillon. Si l'on traite le bouillon filtré par le chlorure de calcium, en quantité modérée, il se forme un précipité de phosphate de chaux qui, recueilli sur un filtre et lavé avec soin, se montre très toxique. Il tue les cobayes et les lapins en trois ou quatre jours par inoculation sous-cutanée. Les autopsies montrent exactement les mêmes lésions que celles que produit l'injection sous-cutanée de bouillon filtré. Le phosphate de chaux précipité entraîne donc avec lui le poison diphtérique. Si l'on concentre dans le vide du bouillon diphtérique filtré, et qu'on y ajoute cinq à six fois son volume d'alcool, il se forme un précipité qui contient le poison ; celui-ci est très soluble dans l'eau. MM. Roux et Yersin ont essayé d'obtenir le maximum de concentration possible de la substance toxique. Dans ce but ils ont évaporé dans le vide un centimètre cube du liquide actif, qui a donné un centigramme de résidu sec. En défalquant le poids des cendres et la portion insoluble dans l'alcool, qui n'a aucune action toxique, il reste un poids de quatre dixièmes de milligramme de matière organique. Bien que la majeure partie de ces quatre dixièmes de milligramme soit formée de substances autres que le poison diphtérique, cette dose suffit cependant pour faire périr au moins huit cobayes de 400 grammes ou deux lapins de 3 kilogrammes chacun, pour tuer ou au moins pour rendre longtemps malade un chien de 9 kilogrammes.

Conditions qui favorisent la production du poison.

Dans certaines conditions la formation du poison diphtérique peut être favorisée. Nous avons vu qu'il fallait un certain temps au bacille pour produire la substance toxique, une vingtaine de jours au moins. Mais le temps nécessaire est bien moindre lorsque les cultures sont placées à 55 degrés dans des ballons de Fernbach et traversées par un courant d'air ; il faut alors à peine quelques jours, une semaine au plus, pour que le poison se soit développé en grande abondance. Au contraire, sa conservation se fait mieux en vase clos, à l'abri de l'air et de la lumière : dans ce cas un bouillon filtré conserve aisément cinq mois toute sa toxicité.

Conditions qui détruisent le poison.

Les conditions qui entravent la formation du poison diphtérique ou qui le détruisent complètement sont nombreuses. Au contact de l'air le pouvoir toxique diminue peu à peu, et cette action, très lente à l'obscurité, s'accélère beaucoup sous l'influence de la lumière solaire. Réciproquement l'influence du soleil seul est lente à se faire sentir lorsqu'elle n'est pas combinée à celle du contact de l'air. De même la toxicité du poison diphtérique paraît diminuer par le passage à travers l'organisme humain. Inoculés avec le liquide de macération d'organes de diphté-

riques ou avec les urines filtrées de malades atteints
de diphtérie, les cobayes et surtout les lapins meurent lentement par cachexie progressive. Ces derniers succombent au bout d'un mois et demi ou deux
mois, après avoir présenté une paralysie tardive du
train postérieur. Les bouillons filtrés sont modifiés
de même façon par l'action de la chaleur, et celle-
ci agit d'autant mieux que la température est plus
élevée et plus longtemps prolongée. Un séjour de
deux heures à 58 degrés, et encore mieux de vingt
minutes à 100 degrés, les transforme au point que
des cobayes et des lapins inoculés survivent longtemps. Mais l'action toxique n'a pas été complètement détruite, car les animaux en expérience finissent presque tous par succomber après avoir mai-
gri considérablement, s'être cachectisés et avoir
présenté de la paralysie du train postérieur, tout
comme les animaux inoculés avec des macérations
d'organes de diphtériques ou des urines filtrées de
malades atteints de diphtérie. Lorsqu'on a ajouté
du chlorure de calcium à un bouillon filtré, et en-
traîné ainsi le poison par le phosphate de chaux,
on constate que le précipité, desséché dans le vide,
agit moins vite sur les animaux que le précipité
humide ; mais, en revanche, il résiste longtemps à
l'action de l'air, à une température de 70 degrés et
même à une chaleur de 100 degrés au bain-marie
pendant 20 minutes. On peut encore atténuer le
poison diphtérique en acidifiant un bouillon filtré
très toxique. Le poison est d'autant plus atténué
qu'il reste plus longtemps en contact avec l'acide.
La toxicité a été presque complètement abolie par

l'action de l'acide lactique ou de l'acide tartrique ; elle a été diminuée, mais dans de moindres proportions, par l'acide phénique, l'acide borique et le biborate de soude. La propriété du bacille de produire du poison diphtérique diminue avec sa virulence. C'est ainsi que les bacilles atténués donnent des cultures qui, filtrées sur porcelaine, se montrent à peu près inoffensives pour les animaux. Cependant lorsque ces inoculations se font à hautes doses, les animaux en expérience maigrissent et parfois finissent par mourir. Enfin MM. Behring et Kitasato ont démontré que le poison diphtéritique est détruit dans le corps des animaux réfractaires.

On n'est pas encore fixé sur la nature chimique du poison diphtérique, et aucun des essais faits jusqu'ici ne donne une conclusion à l'abri de toute critique. D'après MM. Roux et Yersin, le poison diphtérique serait un composé très voisin des diastases. Comme elles en effet, il est modifié par la chaleur et par l'air, et précipité par l'alcool ; il adhère facilement aux précipités. Nous avons vu plus haut qu'en traitant le bouillon filtré par le chlorure de calcium, on précipite du phosphate de chaux qui, recueilli et lavé sur un filtre, montre une toxicité ayant tous les caractères de celle du poison diphtérique. Mais le poison diphtérique s'écarte des diastases en ce qu'il reste sans action sur le sucre et les albuminoïdes. Pour MM. Brieger et Fränkel, le poison n'est pas la diastase elle-même ; celle-ci décomposerait le milieu intérieur de l'animal inoculé et le rendrait impropre à la vie : le poison serait donc une toxalbumine, c'est-à-dire une substance résultant de la transformation par la diastase des albumines du milieu nutritif. Ils ont isolé cette toxalbumine et en donnent la formule suivante :

$$
\begin{array}{ll}
C. & 45,35 \\
H. & 7,13 \\
Az. & 16,33 \\
Sfre & 1,39 \\
O. & 29,80 \\
\end{array}
$$

Inoculée aux lapins et aux cobayes, elle les tue à la dose de 2 milligrammes et demi par kilogramme du poids de l'animal. Parfois la mort n'arrive qu'après des semaines ou même des mois. La toxalbumine conservée dans le vide peut garder sa virulence plusieurs semaines de suite. Après atténuation des bouillons de culture soit spontanée, soit provoquée, on y trouve une nouvelle substance albuminoïde non toxique ; elle est brun foncé, soluble dans l'alcool étendu, mais en dehors de cela présentant des réactions identiques à celles de la toxalbumine diphtérique. La formule chimique de cette seconde substance est :

$$
\begin{array}{ll}
C. & 49 \\
H. & 7 \\
Az. & 15 \\
Sfre. & 2,23 \\
O. & 26,97 \\
\end{array}
$$

MM. Wassermann et Proskauer sont arrivés aux mêmes résultats que MM. Brieger et Fränkel. Ils pensent que la toxalbumine de la diphtérie n'est pas un corps simple, mais qu'elle contient deux ordres de substances, d'abord des albumoses et, d'autre part, le poison diphtérique proprement dit uni à ces albumoses mécaniquement et non pas chimiquement et doué de la propriété de se précipiter avec elles. C'est là que serait le secret des variations qu'on observe dans la toxicité des matières désignées sous le nom de toxalbumine, lesquelles se trouveraient plus ou moins chargées de poison suivant les cas. La toxalbumine isolée par les savants allemands est donc un corps extrêmement complexe, renfermant probablement de grandes quantités de substances absolument étrangères au poison lui-même, puisque le précipité desséché obtenu par MM. Roux et Yersin est cent fois plus toxique pour les animaux que la toxalbumine de MM. Brieger et Fränkel.

Nucléo-albumine.

M. Gamaleïa défend une conception nouvelle : la toxine diphtérique dériverait des substances constitutives même du corps des bacilles spécifiques. Cet auteur tend à démontrer, par l'action des ferments solubles sur ce poison, qu'il peut se décomposer en deux substances, dont l'une amène la cachexie chez les animaux. Les réactions rangent ce poison cachectisant parmi les nucléines ; le poison primitif ne serait qu'une nucléine composée, ou autrement dit une nucléo-albumine.

Tout récemment M. Guinochet, en cultivant le bacille de Löffler dans de l'urine exempte de matière albuminoïde, et en inoculant à des cobayes ces cultures filtrées sur porcelaine, a montré que les animaux en expérience mouraient avec les mêmes lésions que des cobayes témoins inoculés avec une culture dans du bouillon, et que par con-

séquent la toxine de la diphtérie ne dérive pas nécessairement de matières albuminoïdes, comme
on l'admet en Allemagne. De plus il semble que la
toxine elle-même ne soit pas une albumine dans
ces conditions, car on ne peut constater dans l'urine
des cultures la trace d'une matière albuminoïde
par les réactifs ordinaires de ces substances (ferro-
cyanure acétique, réactif de Tanret, réaction du
biuret, etc.).

Quelques tentatives ont été faites dans ces dernières années pour essayer de conférer l'immunité
contre la diphtérie à des animaux. Déjà, en 1887,
M. Hoffmann avait observé que des cobayes inoculés
avec de vieilles cultures spontanément atténuées
restaient réfractaires ensuite à l'inoculation de
cultures récentes sûrement virulentes. MM. Fränkel
et Brieger ont montré qu'en inoculant à un
cobaye 10 à 20 c. c. de bouillon de culture
diphtérique datant de trois semaines et chauffé
entre 65 et 70° pendant une heure, on rend cet animal réfractaire à l'*inoculation sous-cutanée seule*.
L'immunité n'est pas acquise dès les premiers jours
qui suivent l'inoculation préservatrice : à ce moment là au contraire, une inoculation de cultures
virulentes de diphtérie serait plus rapidement suivie de mort que s'il n'y avait pas eu d'inoculation
préalable. Ce n'est qu'au bout d'une quinzaine de
jours que l'animal peut impunément recevoir sous
la peau des bacilles virulents de diphtérie. De
même, si on injecte le bacille de Löffler à des animaux, et qu'immédiatement ou quelques heures
après on leur inocule la culture chauffée pendant

Essais
de
vaccination.

Procédé
de Fränkel et
Brieger.

une heure entre 65 et 70°, ils meurent plus rapidement que d'habitude. Les auteurs admettent que le bouillon diphtérique contient deux principes, une toxalbumine qui perd sa virulence à 60 ou 70° et une seconde substance supportant de plus hautes températures et capable de conférer l'immunité. Ces résultats n'entraînent aucune application thérapeutique. Nous ne ferons que signaler les tentatives de vaccination de la diphtérie pratiquées sur les animaux et même sur les enfants par M. Ferran; elles furent loin d'être heureuses. Mais il n'en est pas de même des expériences de Behring. Ce savant est parvenu à conférer l'immunité contre la diphtérie à des animaux par différents procédés : soit par la méthode de Fränkel et Brieger que nous venons d'exposer, soit en inoculant ces animaux à plusieurs reprises avec des cultures de diphtérie contenant des doses de moins en moins fortes de trichlorure d'iode, soit à l'aide d'exsudat pleural trouvé dans le cadavre d'animaux morts de diphtérie, soit en injectant du trichlorure d'iode ou de l'aurochlorure de sodium à des animaux déjà inoculés avec le bacille de Löffler, soit en faisant des injections souscutanées préventives avec de l'eau oxygénée et inoculant ensuite la diphtérie aux animaux. Behring a injecté du sang de cobaye ainsi immunisé dans le péritoine d'autres cobayes. Il a pu par ce moyen non seulement leur conférer l'immunité, et une immunité immédiate, mais encore arriver à guérir des animaux préalablement inoculés par le bacille de Löffler. Il a encore remarqué que cette action préservatrice et curative du sang d'animaux ayant acquis l'immunité n'est pas permanente, mais diminue avec le temps. D'après lui, le sang des animaux immunisés n'a pas d'action microbicide, mais bien une action toxicide, qui suffit à expliquer comment il agit chez les animaux auxquels on l'injecte. En tout cas, le peu de durée de l'immunité conférée démontre bien qu'il ne s'agit pas là d'une vaccination véritable, et que le sang des animaux immunisés n'a d'autres propriétés que celles d'une substance antitoxique.

Behring a tout dernièrement publié une méthode de vaccination nouvelle. Le bacille diphtérique, cultivé dans du bouillon fait avec des thymus de veau, produit une toxine très affaiblie. Pour préparer ce bouillon on hache menu deux ou trois thymus frais, auxquels on ajoute un volume égal d'eau distillée. On laisse macérer le tout pendant douze heures à la glacière; on passe sur étamine et on exprime soigneusement tout le liquide. On ajoute au filtrat du carbonate de soude et de l'eau distillée (à poids égal environ) en quantité suffisante pour qu'il ne se fasse pas de précipité en chauffant à 100° pendant quinze minutes. Après cela le liquide devient gris-brunâtre; on le filtre à nouveau sur un linge pour faire disparaître les flocons qui se sont formés, et on le verse dans des tubes de culture, qu'on stérilise à l'autoclave. On ensemence ce bouillon avec du bacille de Löffler virulent. Lorsque la toxine s'est bien développée, on chauffe la culture à 65-70° pendant quinze minutes. Par ce moyen on élimine le principe toxique, il ne reste plus que le principe vaccinant. On injecte alors dans le péritoine d'un cobaye 2 c. c. de cette culture chauffée; on répète cette injection deux jours après, puis à nouveau au bout de quatre jours. Neuf jours après ces injections vaccinantes, on inocule le cobaye en expérience avec 0 c. c.,1 de culture diphtérique très virulente, dont 0 c. c.,04 suffisent pour tuer un cobaye témoin. Le cobaye vacciné résiste à cette inoculation, mais, à son niveau, il présente de l'œdème, puis une eschare, dans laquelle on trouve le bacille diphtérique vivant. Ce qui démontre que les injections immunisantes ont une propriété antitoxique, mais non vaccinante à proprement parler.

Infections secondaires dans la diphtérie. — On sait que, dans la plupart des maladies, à l'infection primitive provoquée par le microbe spécifique viennent souvent s'ajouter des infections secondaires dues à l'intervention d'autres bactéries pathogènes. Ces microbes viennent ainsi transformer la maladie, soit qu'ils provoquent des troubles locaux au point d'inoculation ou encore des complications éloignées, soit qu'ils infectent tout l'organisme en se répandant par la circulation, soit qu'ils intoxiquent l'économie par les poisons qu'ils développent. La diphtérie n'échappe pas à cette règle. Malheureusement c'est à peine si la question commence à être à l'étude, et les notions que nous possédons sur ce point sont tout à fait incomplètes. On est loin d'avoir isolé et étudié tous les microbes qu'on rencontre dans les fausses membranes en même temps que le bacille de Löffler; plusieurs évidemment sont pathogènes, mais les recherches n'ont porté que sur quelques-uns d'entre eux. On sait que le streptocoque pyogène se retrouve très fréquemment dans les fausses membranes des diphtériques. Il peut très bien n'y pas rester cantonné, infecter tout l'organisme par la voie sanguine, ou seulement un point éloigné. Son association au bacille de Löffler donnerait naissance aux formes hypertoxiques de la diphtérie, véritables septicémies dans lesquelles on a pu démontrer la présence du streptocoque dans toute la circulation. C'est le streptocoque qu'on retrouve à l'état de pureté dans les suppurations qui accompagnent parfois la maladie. On l'a retrouvé dans les otites, les adénites, les phlegmons du cou, les suppurations de la trachée consécutives à la trachéotomie, les arthrites, et même dans une médiastinite accompagnée de pleurésie et de péricardite purulente. On l'a spécialement étudié dans les broncho-pneumonies diphtériques, où on le trouve associé ou non au pneumocoque de Talamon-Fränkel, et où il semble jouer le rôle principal. On l'a signalé aussi dans les végétations d'une endocardite survenue au cours d'une diphtérie. Enfin il peut encore donner lieu à quelque érysipèle grave venant assombrir le pronostic de la maladie.

Moins bien connu est le rôle des staphylocoques aureus ou albus, qu'on a signalés aussi dans les fausses membranes, dans les voies aériennes et les poumons atteints de broncho-pneumonie ainsi que d'un certain nombre de cocci non encore classés. C'est là à peu près tout ce que nous savons sur les infections secondaires dans la diphtérie, et nous aurons terminé après avoir dit que l'infection par le bacille de Löffler ne met pas à l'abri du contage de la rougeole, de la scarlatine ou de la coqueluche.

Bacille pseudo-diphtérique. — Dans ses premières recherches sur le bacille de la diphtérie, Löffler avait trouvé ce bacille, avec tous ses caractères morphologiques, dans la salive d'un enfant bien portant. Dans un second mémoire il signale, dans les produits pseudo-membraneux, un bacille très analogue au bacille spécifique, mais s'en distinguant par quelques caractères de ses cultures et surtout par l'absence de toute action pathogène sur les animaux. Depuis, ce bacille a été bien étudié par MM. Hoffmann, Zarniko et surtout Roux et Yersin.

Sa présence dans les fausses membranes diphtériques.

Lorsqu'on ensemence en stries plusieurs tubes de sérum avec des fausses membranes diphtériques, surtout lorsqu'il s'agit de diphtérie bénigne, on trouve parfois, au milieu de nombreuses colonies de bacilles très virulents, une ou plusieurs colonies dont l'inoculation reste sans effet sur les animaux. Si l'on ensemence sur sérum de la même façon du mucus pris dans la gorge de malades atteints d'angines non diphtériques, particulièrement dans la rougeole, on constate parfois, dans un seul des tubes ensemencés, quelques très rares colonies de bacilles offrant tous les caractères du bacille diphtérique, sauf la virulence. Chez les sujets sains, on peut le trouver en employant le même procédé. MM. Roux et Yersin, à l'hôpital des Enfants malades, chez 45 enfants n'ayant aucune affection de la gorge ni de la bouche, l'ont retrouvé quinze fois. Poussant plus loin leur enquête, ils ont voulu s'assurer que

Sa présence dans les angines non diphtériques et dans les gorges saines.

cette fréquence n'était pas due au milieu hospitalier dans lequel ils expérimentaient ; et chez 59 enfants d'un village placé au bord de la mer, exempt de diphtérie depuis longtemps, ils ont pu le retrouver vingt-six fois dans le mucus de la gorge. Hâtons nous de dire que dans tous ces cas il faut recommencer fréquemment les ensemencements pour en obtenir un positif, et que même alors, sur les 3 ou 4 tubes de sérum ensemencés, il y en a seulement un qui présente de une à quatre colonies du bacille pseudo-diphtérique. De telle sorte qu'il ne peut y avoir confusion avec les résultats que donne l'ensemencement d'une membrane diphtérique : dans ce dernier cas, les colonies spécifiques poussent nombreuses dans chacun des tubes de sérum. Ce n'est qu'exceptionnellement, dans quelques cas d'angines rubéoliques, que le bacille pseudo-diphtérique pousse en assez grande abondance pour laisser un doute. Il suffit alors d'obtenir des cultures pures et de les inoculer à un cobaye, pour être édifié. M. Ortmann a signalé le bacille pseudo-diphtérique en dehors de la cavité buccale ; il l'a trouvé, dans un cas de méningite purulente, associé au pneumocoque.

Le bacille pseudo-diphtérique se colore aussi bien que le bacille virulent, soit par le bleu de Löffler, soit par le bleu composé de Roux, soit par la méthode de Gram. Lorsqu'on l'examine au microscope, on le voit aussi se colorer uniformément, ou paraître granuleux, la matière colorante ayant une élection sur certains points. C'est un bâtonnet droit ou recourbé, à extrémités arrondies, parfois renflées,

Cultures.

tout comme le bacille diphtérique; mais celui-ci serait un peu plus long d'après Löffler. Sur sérum à 37°, le bacille pseudo-diphtérique donne des colonies vigoureuses, poussant aussi vite et ayant identiquement le même aspect que celles du bacille spécifique. La culture est souvent plus abondante et a la propriété de progresser, mais lentement, à la température ordinaire. Sur la gélose, l'aspect des colonies est identique à celles du bacille diphtérique, mais il y a une différence de croissance assez marquée, surtout à une température peu élevée, en faveur des premières. D'après M. Zarniko, il y aurait une différence fondamentale pour les cultures dans le bouillon : le dépôt du bacille pseudo-diphtérique serait plus épais et plus blanc que celui du bacille virulent, et, tandis qu'au bout de peu de temps ce dernier rend le bouillon acide, il resterait alcalin lorsqu'il est ensemencé avec le premier microbe. Ce dernier point est contesté par MM. Roux et Yersin, qui ont observé que dans les deux cas le bouillon devient acide puis alcalin, mais que le changement de réaction se produit beaucoup plus vite lorsqu'il s'agit du bacille pseudo-diphtérique. Enfin celui-ci a la propriété de se développer assez bien à 20°, de telle sorte que ses cultures sur gélatine sont plus abondantes que celles du bacille diphtérique. Contrairement à ce qui se passe à l'air, dans le vide le premier bacille pousse moins abondamment que le second.

Inoculation aux animaux.

La chaleur humide à 68° le tue en dix minutes, comme le bacille de Löffler. Les animaux les plus sensibles au virus diphtérique résistent à son ino-

culation ; tout ce que l'on a pu observer c'est
parfois un peu d'œdème au point d'inoculation
chez les cobayes : les œdèmes les plus marqués
étaient causés par les bacilles provenant d'angines
rubéoliques. De même l'inoculation de ses cultures
filtrées est généralement inoffensive ; cependant les
animaux qui en reçoivent de très grandes quantités maigrissent et finissent par succomber. (ROUX
et YERSIN.)

Plusieurs auteurs ont admis avec Löffler que le
bacille inoffensif est très voisin du bacille virulent,
mais qu'il ne lui est pas identique. Ils se basent
sur les différences que nous avons indiquées plus
haut : le bacille pseudo-diphtérique est plus court,
il cultive plus vigoureusement et à une température plus basse sur les différents milieux et pousse
au contraire plus maigrement dans le vide. Si ses
cultures dans du bouillon présentent à un moment
la réaction acide, cette réaction ne dure que très
peu de temps. Enfin ni le bacille ni ses cultures
filtrées ne se montrent virulents pour les animaux.

Ces différences ne paraissent pas suffisantes à
MM. Roux et Yersin pour entraîner la conviction.
Ils disent avoir vu parfois des bacilles inoffensifs
donner, dans les premiers jours, des cultures aussi
pauvres que le bacille virulent. D'ailleurs l'abondance de la culture n'a jamais suffi à caractériser
un microbe. Les différences morphologiques sont
si faibles qu'elles ne prouvent rien. Reste la question de la virulence. Mais ces auteurs ont assisté à
l'atténuation de cultures virulentes placées à 40°
dans un courant d'air : ces cultures devenaient

inoffensives pour les animaux, alors qu'auparavant elles les tuaient à coup sûr. Bien plus, ces bacilles atténués prennent dans les cultures les caractères du bacille pseudo-diphtérique ; ils poussent mieux que le bacille virulent à l'air et à une température basse, moins bien au contraire dans le vide. Enfin lorsqu'on inocule une grande quantité de leur culture filtrée à des cobayes, ces animaux maigrissent, se cachectisent, parfois même succombent à la longue, résultat déjà obtenu avec des doses massives de culture filtrée de bacille pseudo-diphtérique.

La démonstration serait complète si MM. Roux et Yersin étaient parvenus à rendre virulents des bacilles pseudo-diphtériques. Malheureusement toutes leurs tentatives sont restées infructueuses, et, s'ils ont pu réveiller la virulence d'un bacille diphtérique, qui avait encore une légère action sur le cobaye sans le tuer, en l'associant à l'érysipélocoque et en inoculant ce mélange, ils ont échoué avec le bacille pseudo-diphtérique aussi bien qu'avec le bacille diphtérique atténué, tout à fait inactif. Malgré cet insuccès, ils sont portés à admettre l'identité du bacille pseudo-diphtérique et du bacille virulent de Löffler : « Sous l'influence d'une fièvre éruptive ou de quelque association microbienne inconnue, le bacille pseudo-diphtérique prendrait de la virulence et deviendrait virus diphtérique actif. » C'est là une hypothèse ; mais, comme nous avons prouvé que le bacille virulent de la diphtérie peut être atténué au point de ne pouvoir être distingué du pseudo-diphtérique, il n'est pas déraisonnable

de supposer que ce bacille pseudo-diphtérique
joue un rôle dans l'étiologie de la diphtérie. Il est
encore très difficile de préciser ce rôle. La plupart des cas de diphtérie sont assurément dus à la
contagion directe, soit au moyen de virus frais,
soit au moyen du virus desséché ; mais, à côté de
ces diphtéries venant directement d'un bacille virulent, il en existe probablement qui ont pour
origine ce bacille pseudo-diphtérique, hôte de
beaucoup de bouches. Devenu virulent grâce à des
conditions que nous ne pouvons que soupçonner,
il peut être le point de départ de contagions nouvelles... L'idée qu'un microbe saprophyte peut
devenir pathogène a été introduite avec autorité
dans la science par les expériences du laboratoire
de M. Pasteur sur l'atténuation des virus et leur
retour à la virulence. Elle a été exposée dans une
note de MM. Pasteur, Chamberland et Roux en
1881 ; depuis elle a été acceptée par beaucoup de
savants, et nous pensons que c'est une idée
féconde qui rend compte de bien des faits inexpli-
cables sans elle.

Fausses diphtéries. — Il y a longtemps que les
auteurs discutent sur la nature de certaines productions pseudo-membraneuses, qui objectivement
se confondent avec la fausse membrane diphtérique, mais diffèrent par les symptômes concomitants et par la marche de la diphtérie véritable.
Tel est l'exsudat grisâtre qu'on retrouve sur des
plaies ou des ulcères enflammés, sur des vésicatoires mal soignés, sur des plaques d'impétigo irritées ;
telles sont les fausses membranes de la forme

dite diphtérique de l'infection puerpérale, les productions pseudo-membraneuses qui s'étendent parfois sur le chancre infectant ou sur les syphilides secondaires, celles qui recouvrent les lèvres des enfants atteints de rougeole, qui surviennent au cours de certaines angines simples, et surtout au début de la scarlatine. La bactériologie seule a pu mettre un terme à ces discussions, en montrant que ces fausses membranes ne contenaient pas de bacille de Löffler. Restait à trouver l'agent de ces formations pseudo-membraneuses. La question est encore à l'étude et loin d'être complètement jugée. Il est probable qu'il y a plusieurs bactéries capables de provoquer des exsudations fibrineuses qui s'organisent en fausses membranes.

Les recherches les plus récentes ont pu démontrer que telle était, dans certaines conditions que nous ne connaissons pas encore, la propriété du streptocoque pyogène, du staphylocoque doré, du pneumocoque de Talamon-Fränkel et de certains cocci encore mal déterminés. Il est très possible que d'autres micro-organismes puissent aussi déterminer la formation de couennes fibrineuses semblables. Ce n'est que par des examens répétés et des observations multiples que l'on pourra arriver à des conclusions définitives. Lorsqu'on voudra procéder à cette étude, il ne faudra pas se contenter d'ensemencer en stries des débris de la fausse membrane suspectée dans des tubes de sérum gélatinisé et se borner à constater l'absence du bacille de Löffler : on devra aussi faire des ensemencements sur des plaques de gélose dans des baquets de verre de Pétri, les placer vingt-quatre heures à l'étuve à 37°, en étudier alors les colonies qui s'y sont développées, les isoler et les cultiver à l'état de pureté. On peut aussi employer les plaques de gélatine. Malheureusement les fausses membranes contiennent souvent des microbes qui liquéfient rapidement la gélatine et empêchent ainsi toute recherche.

C'est par cette méthode que l'on est arrivé à constater la présence du streptocoque pyogène dans la diphtérie puerpérale, dans quelques angines diphtéroïdes[1], dans les angines pseudo-diphtériques précoces de la scarlatine, dans les formations pseudo-membraneuses qui recouvrent certaines syphilides. L'expérimentation a montré qu'avec ce streptocoque on peut reproduire des fausses membranes assez étendues sur la muqueuse excoriée du bec des pigeons. On a aussi isolé le staphylocoque doré des couennes blanches, épaisses, adhérentes de la stomatite des rougeoleux. Enfin on a retrouvé le pneumocoque dans des angines ou des laryngites pseudo-membraneuses.

Toutes ces affections où fait défaut le bacille de Löffler méritent bien le nom de fausses diphtéries. Avec la diphtérie elles n'ont de commun que la fausse membrane ; mais elles s'en distinguent par l'absence de l'intoxication caractéristique par le

1. Nous donnons à l'épithète de diphtéroïde le sens qu'on lui attribue couramment aujourd'hui : une angine diphtéroïde a les caractères objectifs de l'angine diphtérique, mais elle n'est pas du tout de même nature ; tandis que Gubler et Lasègue donnaient le nom d'angines diphtéroïdes à des manifestations légères de la diphtérie.

poison, que produit le bacille spécifique. Nous les étudierons plus complétement à propos du diagnostic de la diphtérie.

Diphtéries animales. — Il existe chez plusieurs espèces d'animaux, notamment chez les gallinacés, une maladie caractérisée par une production pseudo-membraneuse très analogue à la fausse membrane de la diphtérie humaine. Très souvent cette exsudation fibrineuse se fait au niveau de la muqueuse buccale et des voies respiratoires : de là des accidents par asphyxie mécanique, dont certains produisent un tirage semblable à celui du croup. Il n'en fallait pas davantage pour rapprocher cette diphtérie des animaux de celle de l'homme et en admettre la communauté d'origine et de nature. Les défenseurs de cette théorie n'ont pas manqué d'exploiter la coïncidence fréquente de ces épizooties avec des épidémies de diphtérie humaine et le fait indéniable de l'infection expérimentale des poules et des pigeons par le bacille de Löffler reproduisant plus ou moins exactement dans ses principaux traits la maladie que ces animaux peuvent spontanément contracter. Mais ces faits de contagion ont été contestés, et des exemples contradictoires ont été donnés en grand nombre. Comme cette question est grosse de conséquences au point de vue de la prophylaxie de la diphtérie, nous allons rechercher quelles sont les connaissances que nous possédons actuellement sur la diphtérie animale.

On a signalé des affections pseudo-membraneuses chez les oiseaux, les animaux bovins, les lapins, les chats, les moutons, les porcs; toutes n'ont pas été aussi complètement étudiées les unes que les autres.

La diphtérie des oiseaux frappe surtout les pigeons, les poules, les faisans et quelques oiseaux sauvages. Elle est épidémique et contagieuse. On la rencontre souvent dans les basses-cours ou les poulaillers, dont elle décime les animaux. Elle est caractérisée par des fausses membranes qui se montrent sur la muqueuse du bec et de la gorge, dans les fosses nasales, le larynx et parfois l'intestin. La maladie peut se localiser à une seule muqueuse, en atteindre plusieurs, ou même les envahir toutes. Il existe une forme viscérale de cette affection, avec dépôts fibrineux simulant à première vue une tuberculose miliaire. On peut reproduire toutes ces formes en appliquant sur les différentes muqueuses les matières virulentes de la diphtérie aviaire. La forme la plus fréquente et la mieux connue est celle que l'on appelle vulgairement la pépie. On voit alors des fausses membranes grisâtres recouvrant les muqueuses linguale, bucco-pharyngée et les fosses nasales, et finissant par obstruer ces conduits par sa production exubérante : de là une gêne marquée de la déglutition et de la respiration. Lorsqu'on enlève cet exsudat, on trouve la muqueuse érodée au-dessous; d'ailleurs les fausses membranes ne tardent pas à se reproduire. Les voies respiratoires, la muqueuse oculaire peuvent être envahies secondairement. En palpant la surface cutanée, on y découvre souvent de petits nodules fibrineux. Cette maladie dure tantôt quelques jours, tantôt quelques semaines, parfois même des mois. M. Mégnin a décrit une forme latente de la diphtérie des pigeons, dans laquelle les pigeons adultes gardent toutes les apparences de la santé et n'ont que de petits follicules diphtériques dans l'œsophage, mais peuvent transmettre une diphtérie mortelle à leurs petits. Le pronostic en est grave, sans être nécessairement fatal. Lorsque les animaux meurent, ils succombent soit à des accidents mécaniques, soit à l'amaigrissement et à la cachexie progressive. Quand on pratique une autopsie, on trouve de nombreuses petites tumeurs cutanées, renfermant une matière fibrineuse jaunâtre, d'aspect caséeux. On constate des fausses membranes non seulement sur les muqueuses buccale, linguale, laryngée, conjonctive, mais encore dans les poumons, les sacs aériens et même l'intestin. Au dessous de l'exsudat fibrineux il y a de la congestion de la muqueuse et de l'infiltration des parties sous-jacentes. Parfois on constate de l'infiltration du tissu conjonctif du cou. La diphtérie aviaire frappe surtout les jeunes oiseaux. Elle serait transmissible à d'autres espèces d'animaux, notamment aux chats. Les inoculations ont démontré la présence du virus dans les produits de sécrétion des muqueuses malades, dans les fausses membranes et dans le sang, dont la virulence serait cependant moins active que celle des autres agents de contagion. Le microbe spécifique de la diphtérie des pigeons est, d'après Löffler, un bâtonnet qui ressemble assez à celui de la diphtérie humaine, mais dont les extrémités ne

sont pas renflées et qui est d'ailleurs plus court.
Il pousse sur la gélatine à 17 ou 18°, et ne la
liquéfie pas. Ses colonies s'étalent largement sur la
surface de la gélatine. Sur pomme de terre, il donne
une mince culture grisâtre, qui se confond avec la
surface de tranche. Löffler a inoculé quatre pigeons
avec ce bacille. Il a toujours obtenu de l'inflammation au point d'inoculation et une fausse membrane. Deux de ces pigeons sont morts, et on re-
trouvait le bacille dans les poumons et le foie. Ce
bacille est moins actif que celui de la diphtérie
humaine pour le lapin, le cobaye et le chien ; en
revanche, il tue quelquefois les souris. Inoculé aux
poules, il ne produit que de petites taches lenticulaires au point d'inoculation, sans empoisonnement général. Aussi Löffler pense-t-il que la diphtérie des poules n'est pas identique à celle des pigeons.

Ces recherches ont été confirmées par les travaux
de MM. Babès et Puscariu et de M. Krajewski.

MM. Cornil et Mégnin ont coloré, dans les fausses
membranes des poules et dans un cas de diphtérie
intestinale chez le faisan, des bacilles très analogues
à ceux décrits par Löffler dans la diphtérie humaine.

Récemment M. Haushalter a isolé des fausses
membranes de poules atteintes de diphtérie un
bacille qu'il considère comme l'agent spécifique de
la diphtérie aviaire. Morphologiquement ce bacille
ressemble à celui de la tuberculose ; mais sa longueur est variable. Il ne liquéfie pas la gélatine,
forme sur gélose à 37° une membrane blanche,
surélevée, lisse. Il se développe bien à 37° sur
sérum gélatinisé, et donne une papule grisâtre,

humide, surélevée, sur pomme de terre à 37°. Le bouillon ensemencé devient rapidement trouble et laisse déposer un magma pulvérulent. L'injection de ces cultures dans le sang du lapin provoque de la diarrhée et de la fièvre, mais les animaux en expérience ne meurent pas et se remettent complètement. En injection sous-cutanée chez le lapin, ce bacille provoque un foyer de suppuration. Inoculé dans le muscle pectoral d'un pigeon, il le tue en moins de 48 heures. Le sang de ce pigeon, ainsi que celui des poules mortes de diphtérie spontanée, renfermait ce bacille. Les propriétés pyogènes de ce bacille se montrent également chez les poules et les pigeons. Mais l'inoculation sur la muqueuse buccale des oiseaux de basse-cour n'a pas donné de résultats concluants, car on n'a pu reproduire la fausse membrane chez un grand nombre d'entre eux.

Cette maladie, qui frappe la race bovine, est assez commune en Allemagne, mais paraît inconnue en France. Elle constitue de véritables épizooties. L'animal est pris de lassitude extrême, de fièvre, de prostration; il a des frissons, ne mange plus et s'amaigrit rapidement. On constate un écoulement de salive abondant, le museau est entr'ouvert, la langue est souvent pendante et presque toujours tuméfiée. Le gonflement s'étend à toute la muqueuse buccale, qui est recouverte de plaques d'exsudat jaunâtre pénétrant profondément dans la membrane muqueuse, qui est souvent érodée. Ces fausses membranes ont une épaisseur assez grande qui peut atteindre un centimètre et demi. Les mu-

queuses pituitaires, laryngée et trachéo-bronchique
peuvent être envahies à leur tour : alors on observe
un jetage jaunâtre ; la respiration s'embarrasse et
devient stertoreuse ; il y a parfois de la pneumonie
ou de la pleurésie. L'exsudat se montre encore
sur la conjonctive, dans l'espace interdigité et
sur le bourrelet. Les animaux sont assez souvent
atteints d'une entérite pseudo-membraneuse, qui
se manifeste au début par de la constipation avec
matières dures, recouvertes de fausses membranes ;
puis survient de la diarrhée, parfois même de la
dysenterie, presque toujours suivie de mort. D'ailleurs, la laryngo-pharyngite, pour être moins meur-
trière que l'entérite, n'en tue pas moins huit
animaux sur dix. La mort peut survenir dès le
deuxième jour ; elle se fait attendre parfois plusieurs
semaines. Lorsque la maladie se termine par la
guérison, la convalescence est très longue, la faiblesse persistante.

Dans les autopsies on signale de l'infiltration
œdémateuse au-dessous des muqueuses recouvertes de fausses membranes, des nodules pseudo-
membraneux dans la peau, le tissu cellulaire, les
muscles, le foie, les poumons. Ceux-ci sont souvent
hépatisés, parfois atteints de gangrène. Il y a encore
de l'infiltration et des foyers ecchymotiques dans
le muscle cardiaque.

L'agent virulent de cette maladie existe dans les
fausses membranes, le jetage nasal et le liquide
diarrhéique. On a pu avec ces produits provoquer
une affection pseudo-membraneuse à des veaux,
des oiseaux, des lapins, des moutons. Löffler a

examiné les fausses membranes de la cavité buccale dans sept cas. Sur les préparations colorées au
bleu de méthylène alcalin, la couche superficielle
se colore fortement en bleu; au-dessous se voit
une large zone incolore, puis la couche profonde
forme encore une bande colorée. La première
couche contient une grande variété de micro-organismes, surtout des cocci; dans la partie profonde se voient des bacilles unis en longs filaments
ondulés. Ces bacilles mesurent la moitié de la
longueur de ceux du charbon. Ce sont ces bactéries
que Löffler considère comme spécifiques de la
diphtérie bovine.

Diphtérie
des chats.

D'après Klein, il existe chez les chats une maladie
caractérisée par de la dysphagie, de l'inflammation
de la muqueuse du palais de la gorge et de la
dyspnée. La conjonctive est parfois rouge. Les animaux maigrissent, toussent et ont du catarrhe
bronchique. La plupart guérissent; mais la maladie
peut durer longtemps. Il y eut dans un cas de la
paralysie du train postérieur. Klein admet que
c'est une diphtérie transmissible à l'homme. Il a
fait trois autopsies de chats ayant cette maladie. Il
a trouvé des fausses membranes dans la trachée et
les bronches. Des coupes colorées de cet exsudat
ont montré dans un seul cas des bacilles ayant un
aspect microscopique analogue à celui des bacilles
de Löffler. Dans ce cas, l'autopsie fut faite au début
de la maladie. Dans les deux autres cas, où la
mort fut tardive, on ne trouva pas de bacille. Les
ensemencements sur les différents milieux de
culture restèrent stériles. Ces faits paraissent bien

insuffisants pour identifier avec l'auteur la diphtérie humaine à cette maladie des chats.

Ribbert a étudié chez le lapin une maladie produisant de la péritonite fibrineuse aiguë, avec
gonflement des ganglions mésentériques, et caractérisée surtout par des lésions d'entérite pseudo-
membraneuse dans le gros intestin et l'intestin
grêle. Il a isolé de la fausse membrane un bacille
long de 3 à 4 μ et large de 1 à 1,4 μ, cultivant bien
sur la gélatine, sans la liquéfier, et formant des
colonies grisâtres sur agar et pommes de terre.
L'inoculation sous-cutanée de ce bacille détermine une sorte de septicémie chez le lapin ; dans
la gorge il développe des fausses membranes sur
les amygdales.

Chez les chiens il se montre souvent une sorte
de stomatite ou d'angine pseudo-membraneuse
très grave, avec fièvre, dysphagie, écoulement de
salive, affaiblissement général ; la mort survient
au bout de cinq ou six jours. On a constaté aussi
des angines couenneuses du porc. Ces affections
n'ont pas encore été étudiées au point de vue
bactériologique.

SYMPTÔMES

Incubation. — Lorsque le bacille de Löffler a pénétré dans l'économie, avant que sa présence se manifeste sur la surface muqueuse ou cutanée par des symptômes locaux, avant que sa toxine ait donné lieu à des symptômes généraux, il s'écoule un temps plus ou moins long pendant lequel l'infection reste pour ainsi dire virtuelle : c'est la période d'incubation de la diphtérie. Pour déterminer exactement la durée de cette incubation, il faudrait connaître le moment précis où l'infection s'opère, et il n'y a guère que l'inoculation qui pourrait offrir une donnée rigoureuse. Chez l'homme, l'inoculation accidentelle, dans des conditions d'observation consciencieuse, lorsqu'il s'agit d'un médecin par exemple, a fourni des renseignements assez sérieux : on a pu noter le temps qui s'écoulait entre le contact présumé et le moment où survenaient les accidents. Les diverses statistiques ainsi établies prouvent que la durée de l'incubation est en général de un à trois jours, mais qu'exceptionnellement elle peut s'étendre jusqu'à douze ou quinze jours. L'expérimentation sur les animaux, qui ne pouvait donner de renseignements sur la durée de l'incubation chez l'homme, nous a cependant appris que le temps qui s'écoulait entre l'inoculation et les premières manifestations de la maladie était proportionnel à la quantité de virus inoculée et à sa virulence. Il est probable que le terrain sur lequel se développe l'infection, que la résistance de l'organisme jouent un rôle important, dont il est encore impossible de mesurer la valeur.

Étude clinique de la diphtérie. — Nous savons maintenant comment le bacille de Löffler agit sur l'organisme. Il se fixe et colonise au niveau d'une muqueuse érodée ou sur le derme dénudé, là, produit une fausse membrane où il vit enfermé, se développant et se multipliant toujours en dehors de l'organisme. A ces manifestations locales se joignent des accidents généraux, des troubles fonctionnels d'organes éloignés du point d'infection. Or on n'a jamais trouvé le bacille de Löffler ni dans le sang, ni dans les viscères des diphtériques. Il faut donc rapporter ces désordres, les uns à l'intoxication que provoque le poison que produit le bacille diphtérique, les autres à des infections parallèles par d'autres bactéries pathogènes dont l'intervention vient compliquer la maladie, ou même en modifier complètement l'aspect clinique. On sait que le poison diphtérique pénètre dans la circulation; il est facile de le démontrer, car les urines des malades en contiennent une notable proportion, et si on les injecte à des animaux, on produit chez eux des lésions identiques à celles qui sont consécutives à l'inoculation du bacille de Löffler ou de ses bouillons filtrés. Ce poison se fixe dans la plupart des organes, tels que le foie, la rate, les reins, le cœur, le système nerveux, etc... car la macération de ces organes injectée aux cobayes et aux lapins les tue avec toutes les lésions que détermine chez eux la diphtérie. Enfin c'est bien à la toxine qu'il faut rapporter les altérations qu'on constate dans ces organes chez les diphtériques, car ils ne contiennent aucune espèce de bactérie. Il n'en est plus de même pour quelques complications, comme les suppurations, les broncho-pneumonies qui se surajoutent souvent à la diphtérie : nous avons vu qu'elles avaient pour cause de nouvelles infections par des microbes autres que le bacille de Löffler.

Il convient donc d'établir dans cette étude trois chapitres : le premier comprenant les symptômes d'infection bacillaire, le second les symptômes d'intoxication, le troisième les complications dues aux infections secondaires.

Début. La diphtérie débute tantôt par des symptômes locaux, tantôt par des phénomènes généraux : dans ce dernier cas, le bacille de Löffler pullule déjà au point infecté ; son poison a pénétré l'organisme, mais il n'a pas encore produit la fausse membrane. Souvent encore la maladie est annoncée par des symptômes à la fois locaux et généraux. Le début peut être brusque, à grand fracas, ou lent et insidieux, sans qu'il y ait de rapport avec la gravité de la maladie. Chez les enfants il n'est pas rare de

voir la diphtérie débuter brusquement par une
forte fièvre, avec une température de 40° et au
delà, des frissons, des vomissements, du délire,
des convulsions, de l'anorexie, de la soif et une
pâleur livide de la peau, sans qu'aucun trouble
fonctionnel, sans qu'aucune gêne locale attire l'attention du côté du point d'infection. Il en découle
l'obligation de toujours examiner chez les enfants
la gorge, les voies aériennes ou les surfaces cutanées excoriées.

Symptômes d'infection bacillaire. — La diphtérie
se manifeste par le développement d'une fausse
membrane d'abord mince, blanchâtre, opaline, de
consistance assez molle. Elle peut siéger sur toutes
les muqueuses et sur toute la surface cutanée. On
la rencontre surtout par ordre de fréquence dans
la gorge, le larynx, les fosses nasales, la trachée
et les bronches, la bouche, la trompe d'Eustache,
l'oreille moyenne, la conjonctive, le prépuce, le
gland, l'anus, le scrotum, l'utérus. Il est extrêmement rare qu'elle se développe sur les muqueuses
à l'abri de l'air, telles que l'œsophage, l'estomac
et surtout l'intestin, et dans ces cas elle présente
peu d'intérêt clinique, car il ne s'agit alors que
de trouvailles d'autopsie. A la période d'état de
la maladie, la fausse membrane est ferme, élas-
tique; on peut en général la détacher en assez
larges lambeaux avec un tampon d'ouate fixé au
bout d'un pinceau ou d'une pince. Au-dessous,
la muqueuse ou le derme sont rarement ulcérés,
mais saignent aisément. Si l'on agite dans un
verre d'eau le lambeau pseudo-membraneux que

l'on vient de prendre, on constate qu'il ne se dissout pas comme le ferait un enduit pultacé. Les fausses membranes forment sur les points où elles se développent soit des petites concrétions lenticulaires, soit des plaques étendues circulaires ou en bandelettes. Souvent elles prennent la forme de l'organe qui les contient : des cornets, des bronches, de la trompe d'Eustache, de l'œsophage. Exceptionnellement on les a vu prendre des dimensions inusitées, et sur la peau s'étendre de la nuque au sacrum. D'abord lisses, elles ne tardent pas à devenir rugueuses ; leur surface est grisâtre, parfois jaunâtre, dans quelques cas brunes, teintées par le sang, ressemblant à une eschare gangreneuse, dont elles peuvent prendre l'odeur fétide dans certaines formes très graves. Leur consistance est alors pulpeuse, et les exsudats forment un magma putrilagineux et sanieux. Enfin lorsque la diphtérie guérit, la fausse membrane se ramollit, se désagrège et finit par disparaître.

Un des principaux caractères de la fausse membrane diphtérique est de se reproduire sans cesse : lorsqu'on vient de l'enlever, la muqueuse sousjacente ou le derme reste d'abord à nu ; mais au bout de quelques heures l'exsudat fibrineux est complétement reformé, jusqu'au moment où cette faculté de reproduction diminue et disparaît en même temps que la maladie elle-même. La fausse membrane a aussi la propriété d'être essentiellement envahissante, rarement elle reste localisée au point où elle s'est primitivement développée, il est très fréquent de la voir atteindre toutes les surfaces voisines en suivant les voies naturelles : c'est ainsi que, partie de la gorge, elle remonte souvent dans les fosses nasales, tandis qu'elle s'étend par en bas du côté du larynx et des bronches.

Le siège de la fausse membrane fait varier les symptômes locaux concomitants. Il est de règle que la diphtérie débute par une angine. C'est avec les symptômes généraux du début que nous avons déjà signalés, un léger mal de gorge, une sensation de sécheresse du pharynx qui n'alarme ni le malade ni son entourage. Comme le dit Trousseau, « C'est très peu de chose ! » Si l'on examine la gorge, on voit qu'il n'y a pas encore d'exsudat ; les amygdales présentent une rougeur plus ou moins vive : c'est la période inflammatoire de Roger et Peter. Au bout de quelques heures, il se fait sur la muqueuse un enduit mince de mucus à demi concret, qui se change bientôt en une plaque opaline, à moitié transparente, peu adhérente : c'est la fausse membrane. Dès le début il y a un engorgement notable des ganglions sous-maxillaires, qui augmente encore dans la suite. La fausse membrane s'est montrée d'abord sur une ou sur les deux amygdales ; elle peut envahir le voile du palais et la luette et s'étendre aux fosses nasales ou au larynx. La douleur reste généralement légère et supportable ; mais la dysphagie, qui était à peine marquée au début, augmente graduellement à mesure que s'étendent les fausses membranes. La voix prend un timbre nasonné. La respiration est un peu gênée lorsqu'il y a de l'hypertrophie des amygdales et surtout du coryza.

En quelque point que la diphtérie se développe, elle présente toujours les symptômes locaux d'une inflammation banale, avec ce phénomène en plus de la formation d'une fausse membrane. Mais lorsque la maladie envahit les voies aériennes, il vient s'ajouter un élément nouveau au tableau symptomatique, un facteur de gravité au pronostic : c'est l'obstacle mécanique que la fausse membrane met à la respiration. Dans la plupart des cas, le croup est précédé d'une angine couenneuse ; il lui succède alors dans le courant de la première semaine de la maladie, tantôt dès le début, tantôt plus tardivement. Dans le croup d'emblée les accidents laryngés débutent au milieu d'une santé parfaite, ou succèdent à un rhume léger, à un catarrhe du larynx ou des bronches. Enfin exceptionnellement le croup est ascendant, le bacille ayant primitivement infecté les bronches. Il est classique de décrire au croup trois périodes chez l'enfant. A la période d'invasion, le malade accuse un peu de douleur au niveau du larynx ; la voix s'enroue, devient discordante ; la toux est rauque, aboyante. Plus rarement le début est soudain, comme dans la laryngite striduleuse : un enfant, à peine enroué depuis la veille, est éveillé au milieu de la nuit par de violents accès d'une toux rauque et sonore ; puis tout se calme, mais la respiration s'embarrasse progressivement et devient haletante. Cette première période peut durer quelques jours ; mais parfois les accès de suffocation surviennent déjà au bout de quelques heures, ou même d'emblée : ce sont eux qui caractérisent la seconde période. La voix et la toux s'éteignent, la dyspnée s'établit, entrecoupée de grands accès de suffocation. Ceux-ci surviennent tantôt spontanément, sans cause apparente, tantôt sous l'influence d'une sensation ou d'une émotion vives. Tout à coup le visage pâle, les yeux hagards, l'enfant se redresse sur son lit en proie à une vive angoisse; il suffoque; l'air ne pénètre plus dans ses poumons. Il se cramponne aux objets qui l'environnent, rejette la tête en arrière, ouvre largement la bouche, dilate au maximum son thorax; l'inspiration est sifflante, convulsive, pénible, prolongée, l'expiration généralement lente et laborieuse; de temps à autre l'enfant, en toussant, essaie de se débarrasser de l'obstacle qui l'étouffe. Le visage est livide, les cheveux sont collés sur le front et les tempes par une sueur froide. L'accès se prolonge une dizaine de minutes, et peut se terminer par la mort; le plus souvent il se calme, les téguments se colorent à nouveau, la respiration se régularise, mais elle reste bruyante et embarrassée, jusqu'à ce que l'accès reparaisse. Quelquefois il n'y a pas d'accès de suffocation, et la dyspnée s'aggrave graduellement et d'une façon continue. L'obstacle laryngé gêne l'entrée de l'air dans les bronches; aussi, lorsque la cage thoracique se dilate dans l'inspiration, la pression s'abaisse dans le thorax, il y a une sorte d'aspiration des organes abdominaux de bas en haut, et le creux épigastrique se déprime fortement, au lieu de faire saillie en avant: c'est le tirage sous-sternal. A mesure que l'orifice glottique est obstrué davantage, il se fait encore dans l'inspiration une seconde dépression à la partie inférieure du cou, au-dessus de la fourchette du sternum. Cette dyspnée continue est parfois entrecoupée de rémissions succédant au rejet de fausses membranes, qui peuvent reproduire un moulage exact de tout l'arbre bronchique. Puis l'enfant se calme, devient somnolent ; il cesse de résister à l'asphyxie qui l'envahit : c'est la troisième période du croup. Les téguments se cyanosent ; les joues, les lèvres, deviennent violacées ; les extrémités se refroidissent ; le malade reste étendu, inerte, somnolent ; de temps à autre encore il se redresse, secoué par un accès de toux de plus en plus faible, puis retombe, cédant à l'asphyxie progressive, et reste étendu comme une masse inerte, ne répondant plus à aucune excitation. Si on n'intervient pas, il succombe tantôt brusquement dans un accès de suffocation ultime ; tantôt rapidement après une agonie fort pénible, au milieu d'attaques convulsives répétées ; tantôt progressivement dans un état de résolution complète très voisin du coma. Si, par exception, le croup arrivé à cette période s'amende et guérit, la toux devient plus bruyante, plus humide, la dyspnée diminue, puis disparaît ; mais la voix reste assez longtemps voilée.

Nous verrons plus loin que le croup ne prend pas le même aspect chez l'adulte que chez l'enfant.

Coryza.

Même dans les diphtéries bénignes il est fréquent de constater un peu de coryza avec écoulement séreux. Mais ce n'est guère que dans les formes malignes qu'il y a envahissement des fosses nasales par la fausse membrane. On constate de la rougeur des narines, qui se couvrent de croûtes, un écoulement séro-muqueux, ou même souvent fétide et sanguinolent, qui excorie la peau de la lèvre supérieure. Dans les fosses nasales, on voit des fausses membranes s'enroulant autour des cornées. Le bacille spécifique peut passer du nez dans le canal nasal, et l'exsudat pseudo-membraneux l'envahit et l'obture, produisant un larmoiement persistant. Le grand angle de l'œil est bientôt envahi, et la fausse membrane s'étale sur la conjonctive, généralement masquée par un abondant écoulement séro-purulent. La diphtérie oculaire est d'ailleurs une manifestation tout à fait exceptionnelle.

A l'anus, à la vulve, au méat urinaire, où les excoriations sont entretenues par le contact des liquides irritants qui baignent constamment ces régions, on constate quelquefois des plaques diphtériques, qui surviennent en général secondairement à une diphtérie du pharynx. Il en est de même des surfaces excoriées de la peau, aux lèvres, aux narines, sur les placards d'impétigo ou d'eczéma de la face et des oreilles, sur une brûlure, une plaie, les lèvres d'une incision, spécialement celle de la trachéotomie, sur des écorchures, des piqûres de sangsues, des pustules vaccinales. Dès qu'il se fait, chez un diphtérique, une érosion cutanée, il faut la garantir par un pansement fermé. Cette conduite sera d'autant plus indiquée qu'il s'agit d'un vésicatoire, dont la large surface dénudée offre un terrain tout préparé à l'infection. Aussi faudra-t-il, surtout chez les enfants, se montrer très circonspect dans l'emploi des épispastiques, éviter de placer chez un trachéotomisé un vésicatoire en avant du sternum, car le liquide septique qui s'écoule de la canule pénétrerait toujours jusqu'à la surface du derme dénudé ; quelque soin qu'on mette à pratiquer l'occlusion parfaite du pansement. Lorsque la diphtérie envahit la peau, on voit la surface excoriée rougir, puis se couvrir de fausses membranes. Des phlyctènes apparaissent tout autour du point infecté, se perforent et se diphtérisent à leur tour. Souvent les parties atteintes prennent une apparence gangreneuse. Le derme dénudé absorbe aussi bien le poison diphtérique que la surface des muqueuses.

Symptômes d'intoxication. — Dès le début, à moins qu'il ne s'agisse d'une forme tout à fait bénigne de diphtérie, il est facile de voir que tout l'organisme est frappé. La fièvre, la pâleur très marquée et l'affaiblissement général, l'engorgement ganglionnaire, l'albuminurie, les hémorragies sont autant de preuves que l'intoxication suit de près l'infection, tandis que la myocardite et les troubles nerveux qui surviennent plus tardivement démontrent que le poison survit au bacille.

État général. A côté des cas trop rares où l'état général reste satisfaisant pendant toute la durée de la maladie, où le danger ne réside que dans les symptômes locaux ou dans la menace éloignée d'une paralysie, il est fréquent d'être frappé, dès qu'on approche du malade, par son teint plombé, par sa pâleur ; sa peau est cireuse, livide ; ses yeux sont cernés ; dans les formes les plus graves même, le malade reste apathique, montre une répugnance invincible pour

les aliments, et, bien que l'intelligence soit le plus
souvent intacte, ses traits expriment une lassitude
extrême et un abattement profond.

D'après Wunderlich, il n'est pas de maladie aiguë
dans laquelle la température soit aussi peu caractéristique que dans la diphtérie. Quelle que soit la
localisation des fausses membranes, la fièvre est
toujours aussi variable et donne toujours aussi peu
d'indications. A côté de formes graves où elle est
nulle, il est fréquent de l'observer très intense au
début des cas les plus simples. Aussi ne faut-il pas
s'effrayer d'une fièvre vive au début, qui dure peu
et cesse sans qu'il y ait dépression des forces. Généralement dans les premiers jours la température
ne dépasse pas 38°,5 ou 39 degrés, restant ainsi
inférieure à celle d'une angine herpétique ou
catarrhale. Il est rare également de constater des
frissons à ce moment. A la période d'état, la température varie suivant que la maladie marche vers
la guérison ou s'aggrave. Dans le premier cas, la
fièvre persiste quelques jours, puis la température
tombe brusquement à la normale ou y redescend
après quelques oscillations. Lorsque la terminaison
est fatale, la fièvre s'accroît ou reste très intense ;
mais on a vu aussi le thermomètre descendre, les
extrémités se refroidir et se cyanoser, et le malade
succomber dans le collapsus algide. S'il survient
une complication, la température reste élevée ou
se relève : telles sont les ascensions qu'on observe
lorsque la fausse membrane se reproduit ou s'inocule sur un nouveau point, lorsqu'il y a de la broncho-pneumonie, de l'albuminurie ou de la paralysie.

Le tracé du pouls est plus régulier que celui de la température : en général les pulsations sont fréquentes, s'élèvent à 120 ou 140 par minute, et souvent ne se modifient pas alors que le thermomètre est redescendu à la normale. Cependant dans certaines formes malignes, surtout celles où il y a tendance à l'algidité, le pouls devient petit, misérable et parfois se ralentit considérablement.

L'accélération de la respiration, en dehors de toute complication thoracique, reste en rapport avec la marche de la température.

Engorgement ganglionnaire.

L'engorgement ganglionnaire est constant dans la diphtérie. Il porte toujours sur les ganglions correspondant à la région envahie, et, comme la diphtérie affecte surtout la cavité bucco-pharyngée et la partie supérieure des voies aériennes, ce sont les ganglions sous-maxillaires, parotidiens, sus-hyoïdiens qui sont pris le plus souvent. La tuméfaction ganglionnaire est en rapport direct avec le degré d'intoxication ; elle se développe de bonne heure ; les ganglions sont atteints isolément ou par groupes, leur volume varie de celui d'une noisette à celui d'une noix ; ils sont douloureux à la pression, et à leur niveau la peau est légèrement chaude, parfois un peu rouge. Dans les formes malignes, l'engorgement ganglionnaire prend des proportions extraordinaires : il y a alors de véritables bubons diphtériques ; le tissu cellulaire qui les entoure s'infiltre, se confond avec leur masse au point de déformer complètement la région. S'il s'agit des ganglions cervicaux, la tuméfaction est si considérable que le cou paraît plus large que la tête qu'il soutient et cette déformation justifie la dénomination pittoresque de « cou proconsulaire » qu'on lui a donnée. Ces adénopathies peuvent suppurer, mais alors par le fait d'une infection secondaire sur laquelle nous reviendrons plus loin.

Lorsqu'on a soin de recueillir les urines des diphtériques, on constate que leur coloration n'est pas toujours semblable. Très foncées et très troubles, laissant abondamment déposer les urates dans certains cas, elles peuvent rester claires, citrines et transparentes. Leurs modifications ont surtout été étudiées chez l'enfant. D'une façon générale, on peut dire que la diminution de la quantité des urines est la règle, et qu'elle s'accentue à l'approche de la mort. Voici les moyennes que l'observation a pu établir : la quantité de l'urine reste d'environ 300 à 400 grammes par 24 heures dans les cas qui guérissent; si au contraire l'issue est fatale, elle peut descendre au-dessous de 100 grammes, et même dans la dernière journée il y a anurie à peu près complète. La trachéotomie est en général suivie de diurèse pendant un ou deux jours. La densité de l'urine est toujours augmentée, sans cependant dépasser 1,028 dans les cas favorables; le chiffre monte au contraire à l'approche de la mort.

En règle générale, l'urée augmente et s'élève à 12 ou 15 grammes par litre (au lieu de 10); mais si la terminaison doit être fatale, ce chiffre s'abaisse jusqu'à un gramme par litre. Les urines peuvent donner au spectroscope une bande d'absorption entre le vert et le bleu : c'est la bande d'absorption de l'urobiline.

Albuminurie.

Lorsqu'on recherche avec soin l'albumine dans les urines diphtériques et qu'on les examine chaque jour depuis le commencement de la maladie, on est étonné de la rencontrer dans plus des deux tiers des cas. Elle peut survenir tout à fait au début de la maladie, dès le troisième jour, et c'est là le fait le plus habituel ; ou bien seulement à la période d'état ; ou encore à la fin de la maladie, et même alors que celle-ci semble guérie. Dans quelques cas, son apparition coexiste avec un nouveau développement de fausses membranes. Ces urines albumineuses sont en général limpides, d'une couleur jaune ambré ; il est rare qu'elles soient sanglantes ou qu'elles prennent une teinte de bouillon trouble. Lorsqu'on les laisse déposer et qu'on examine le sédiment au microscope, on y constate des cristaux, des cellules épithéliales, des cylindres hyalins ou fibrineux, des globules sanguins et des leucocytes. En dosant la quantité d'albumine que contiennent les urines diphtériques, on arrive aisément à se convaincre qu'elle est très variable et peut dans le même cas présenter d'un jour à l'autre des différences considérables. Tantôt il ne s'agit que de quelques centigrammes, tantôt on compte plus de 10 grammes par litre. Elle se maintient en général autour d'un de ces chiffres extrêmes, étant le plus souvent très abondante ou très légère. On a constaté une augmentation brusque de l'albuminurie à l'approche de la mort. Elle peut être très fugace, disparaître après vingt-quatre heures, ou au contraire persister longtemps, jusqu'à près de deux mois. Lorsque l'albuminurie dure plusieurs jours, son abondance est en général proportionnelle à la gravité de la diphtérie, sans cependant que la règle soit absolue. Elle n'est pas grave par elle-même, et est considérée par la plupart des auteurs comme un épiphénomène qui peut, dans une certaine mesure, indiquer le degré d'intoxication de l'organisme. Il est rare de voir les diphtériques présenter des symptômes témoignant d'une lésion rénale profonde. L'anasarque accompagnant l'albuminurie est tout à fait exceptionnelle; il peut n'y avoir qu'un peu d'œdème de la face. Sanné cite un cas d'œdème limité à la glotte qui fit croire à un croup. Les accidents urémiques sont également peu fréquents. Lorsqu'ils surviennent, ils sont brusquement annoncés par une diminution très marquée de l'excrétion urinaire; dans les cas très peu nombreux qu'on a observés, l'urémie se présentait sous la forme éclamptique ou sous la forme comateuse.

Les fonctions digestives sont généralement bien conservées au début de la diphtérie; l'appétit et la soif diminuent peu. A la période d'état, surtout dans les formes graves ou après l'opération de la trachéotomie, l'anorexie devient absolue et constitue un danger très grand pour le malade, qu'on doit obliger à se nourrir. Les vomissements sont rarement constatés. On en voit surtout à la période prodromique; ils sont alors sans gravité. Plus tard ils annoncent presque toujours une complication, et aggravent le pronostic de ce fait même. Pendant la convalescence, des vomissements répétés sont un fâcheux indice et sont fré-

Troubles gastriques.

quemment suivis de collapsus grave avec terminaison fatale. Les matières vomies contiennent parfois de fausses membranes qui peuvent exceptionnellement venir de l'estomac ou de l'œsophage. La diarrhée est un symptôme sans importance au début de la diphtérie, mais plus tard elle est presque toujours en rapport avec un degré d'intoxication marqué. Elles sont alors fétides et même sanguinolentes, contiennent parfois des débris de fausses membranes, qu'on ne peut guère attribuer à une diphtérie intestinale, à moins qu'elles ne soient très abondantes et accompagnées d'une certaine quantité de sang. Les diarrhées profuses qu'on constate assez souvent dans les diphtéries toxiques ont été rapprochées par MM. Roux et Yersin de la diarrhée qu'on observe chez les lapins qui ont été inoculés avec de grandes quantités de poison diphtérique dans les veines.

Les hémorragies sont assez fréquentes dans la diphtérie et presque toujours en rapport avec les formes malignes. C'est surtout au début, dans les cinq ou six premiers jours, qu'elles se montrent. Il suffit de signaler les hémorragies de cause mécanique, telles que celles qu'on produit en enlevant trop brutalement les fausses membranes, celles qui précèdent ou suivent l'introduction de la canule dans la trachéotomie. Celles qui sont les plus intéressantes sont les hémorragies dyscrasiques, en rapport avec un intoxication profonde de l'organisme. Elles se font au niveau des fausses membranes, les infiltrant et les colorant en brun, devenant plus abondantes au moindre contact. Elles se montrent aussi en dehors de toute lésion des muqueuses ou de la peau. Tels l'épistaxis de la période prodromique, parfois d'une grande abondance, les hémorragies spontanées des gencives, des lèvres, de la gorge, le purpura, les ecchymoses. Généralement peu abondantes, elles peuvent se répéter, prendre subitement des proportions inquiétantes, et devenir foudroyantes. Mendel a signalé des hémorragies des centres nerveux pouvant déterminer la mort subite ou une hémiplégie. Le pronostic des hémorragies dans la diphtérie est donc très sombre, non pas tant par leur gravité propre que par le degré d'intoxication qu'elles dénoncent.

Tous les accidents que nous venons d'énumérer se présentent au début ou au cours de la maladie, mais il est une autre série de symptômes qui surviennent plus tardivement et appartiennent à la convalescence : tels sont les troubles cardiaques et nerveux. Avant de les étudier, il nous faut signaler les œdèmes sans albuminurie qui surviennent du 18e au 20e jour de la maladie. Ils sont généralisés ou limités à la face ou aux extrémités, durent peu et disparaissent sans laisser de trace. Leur pathogénie est encore complètement inconnue.

Lorsque les symptômes locaux de la diphtérie sont guéris, que le malade est entré en convalescence, parfois survient une syncope, premier symptôme grave d'une affection jusque-là latente, la myocardite.

Cette lésion se manifeste en général cinq, six ou

huit jours après le début de la convalescence, quelquefois un peu plus tôt, surtout chez les enfants. Ce n'est pas à dire pour cela qu'elle n'existât pas déjà auparavant; mais cette période latente de la myocardite diphtérique, décrite par la plupart des auteurs, s'accompagne de symptômes si peu nets et si peu spéciaux, qu'ils suffisent rarement à caractériser la lésion cardiaque. Ce sont d'abord quelques palpitations, un peu d'agitation ou de dyspnée, de la fréquence du pouls, un état d'éréthisme cardiaque passager; puis le pouls faiblit, devient dépressible et mou; les battements cardiaques s'assourdissent et s'éloignent, on constate déjà quelques faux pas du cœur et de la douleur précordiale. Chez les jeunes enfants cette douleur est difficile à dépister, car ils ne s'en plaignent pas; mais chez l'adulte elle est assez marquée pour attirer l'attention et peut même devenir si vive qu'elle simule l'angine de poitrine. Il n'est pas difficile d'admettre que la plupart de ces phénomènes puissent passer inaperçus, surtout chez les enfants, chez lesquels la période de collapsus survient pour ainsi dire soudainement. Tantôt c'est une syncope imprévue qui attire l'attention du côté du cœur, tantôt une pâleur spéciale, blafarde, survenant inopinément. Cette pâleur s'exagère au moindre effort, au moindre mouvement, si bien que le malade paraît toujours en imminence de syncope. En même temps l'affaiblissement général, l'apathie deviennent considérables. On a encore noté des vomissements ou des crises diarrhéiques. La douleur précordiale augmente en général ; elle devient angoissante, constrictive ; mais ce phénomène n'est bien net que chez l'adulte, car les enfants ne tardent pas à tomber dans le collapsus. Quel que soit l'âge du malade, il est bientôt en proie à une oppression très marquée, paroxystique ; il reste affaissé, le facies livide, les traits tirés, les lèvres cyanosées ; puis subitement il pâlit encore plus, reste inerte : c'est une syncope qui vient de se produire. Souvent fatale chez l'enfant, elle est généralement courte chez l'adulte, qui se ranime jusqu'à ce qu'une syncope prochaine vienne l'emporter.

Le pouls est irrégulier, dépressible, avec quelques intermittences ; la faiblesse des pulsations marque l'insuffisance de l'impulsion ventriculaire. Au sphygmographe on constate qu'à la ligne d'ascension fortement oblique succède une série de petites oscillations au nombre de deux ou trois, d'amplitude inégale, un peu irrégulières, qui sont un des indices les plus nets du polycrotisme du pouls. A ces petites oscillations fait suite une ligne de descente assez courte, oblique, légèrement sinueuse, qui reproduit graphiquement la fin de la diastole artérielle, diastole en soubresauts comme la systole cardiaque ; l'onde sanguine est lancée en plusieurs fois, par à-coups, comme le serait une onde liquide projetée par un réservoir contractile à parois d'inégale résistance.

Les signes physiques que donne l'examen du cœur sont ceux d'une dilatation aiguë de cet organe. La région précordiale présente une légère voussure ; on voit la propagation des battements de la pointe à l'épigastre. Lorsqu'on cherche la pointe du cœur, on la trouve en général dans le cinquième ou sixième espace intercostal gauche, en dehors de la ligne mamelonnaire. La main, au lieu d'être soulevée par un choc unique, perçoit une série d'ondulations successives et l'irrégularité des chocs. La percussion indique une augmentation de volume du cœur dans tous les sens; mais elle donne peu de renseignements chez l'enfant. L'auscultation révèle tous les types d'arythmie possibles, avec assourdissement de plus en plus marqué des bruits du cœur. On peut observer de la tachycardie, de la brachycardie, un bruit de galop, du dédoublement du second bruit. Parfois le premier bruit se dédouble également, et l'on entend quatre bruits consécutifs. Inversement un des deux bruits, surtout le premier, peut faire défaut. On a comparé l'état du cœur à celui des animaux intoxiqués par la digitale : c'est le « cœur digitalisé » de Potain. A mesure que l'affaiblissement du muscle cardiaque augmente, on entend un souffle systolique doux, à maximum à la pointe, essentiellement transitoire; ce signe se retrouve dans la plupart des myocardites aiguës. Enfin les bruits du cœur s'éloignent de plus en plus, et on ne perçoit plus qu'une faible ondulation, ce que Lancisi appelait le tremblement du cœur.

Tandis que les symptômes cardiaques vont ainsi s'accentuant, la dépression et l'abattement sont arrivés à leur maximum, les téguments sont blêmes, recouverts d'une sueur froide, les extrémités sont cyanosées; le malade est immobile, les mouvements respiratoires à peine sensibles. Depuis le début des accidents cardiaques, l'albumine a reparu dans les urines ; mais la température ne dépasse jamais la normale, elle peut même tomber au-dessous dans la période de collapsus.

C'est ainsi que se comporte la myocardite diphtérique : insidieuse, parfois foudroyante chez l'enfant, elle suit une marche progressive chez l'adulte, qui résiste souvent à une et même à plusieurs syncopes. Elle n'en est pas moins presque toujours fatale. Cependant on admet la guérison, qui probablement n'est jamais complète et absolue, et détermine à longue échéance, comme dans la plupart des maladies infectieuses, des lésions angio-cardiaques chroniques.

C'est en général de huit à quinze jours après la guérison des symptômes locaux de la diphtérie que débutent les phénomènes paralytiques. Ils peuvent être beaucoup plus précoces et se montrer, assez rarement il est vrai, dès le quatrième ou cinquième jour de la maladie ; mais inversement il existe des paralysies tardives qui surviennent inopinément un mois et demi et même deux mois après la guérison apparente de la diphtérie. Quoi qu'il en soit, il est de règle de les observer en pleine convalescence. C'est un accident très fréquent de la maladie, et bien que les différentes statistiques ne s'accordent guère, on peut admettre avec Roger qu'il se présente une fois sur trois angines diphtériques, à condition de ne pas tenir compte des cas graves, dans lesquels la mort survient rapidement, et où, par suite, la paralysie diphtérique n'a pas eu le temps de se développer. La paralysie n'est d'ailleurs en rapport ni avec une localisation spéciale de la diphtérie, ni avec son pronostic; on peut la constater dans le croup, dans les diphtéries cutanées comme après l'angine; elle succède aux formes les plus bénignes, comme aux formes sévères. On a noté l'influence de certaines épidémies, dans lesquelles la paralysie était une suite pour ainsi dire fatale de chaque cas de diphtérie. Les accidents paralytiques sont relativement rares, à l'époque où la diphtérie est la plus fréquente, c'est-à-dire dans l'enfance jusqu'à dix ans.

Au delà de cet âge elle se rencontre beaucoup plus souvent; elle est même très commune à l'âge adulte, si l'on tient compte de la rareté de la diphtérie à cette période de la vie. L'influence du sexe semble être absolument nulle.

Le début de l'affection est généralement lent, insidieux; la maladie ne se caractérise d'abord que par une certaine hésitation des fonctions motrices et ne se constitue que progressivement. En général, elle ne s'accompagne pas de symptômes généraux; cependant, lorsqu'on constate, durant la convalescence d'une diphtérie, de l'élévation de la température, l'apparition ou le retour de l'albuminurie, il faut songer à la paralysie, qui s'annonce parfois ainsi. Le lieu d'élection de la paralysie diphtérique est le voile du palais: elle peut se limiter à cet organe, constituant ainsi une forme localisée; c'est par lui encore qu'elle débute presque toujours lorsqu'elle doit s'étendre à d'autres appareils et constituer la forme généralisée de la maladie.

La forme localisée au voile du palais est essentiellement insidieuse; une légère pâleur, un peu
de ralentissement du pouls sont les seuls troubles
de l'état général qu'on puisse noter. Ils passeraient
facilement inaperçus, si le reflux des aliments
liquides par les fosses nasales ne venait indiquer
un trouble marqué dans les fonctions de la déglutition. Pendant le second temps de la déglutition,
les parois du pharynx se contractent sur le bol alimentaire, pour le saisir au moment où il tombe
dans la cavité pharyngienne. Normalement le voile
du palais se relève et ferme l'arrière-cavité des
fosses nasales, par où les aliments seraient rejetés
sans cet obstacle. Dès que le voile du palais se paralyse, la barrière disparaît, et les aliments, principalement les liquides, s'échappent par l'orifice des
fosses nasales. Ce phénomène s'observe surtout
lorsque les liquides sont chauds et excitent d'autant moins la contractilité affaiblie des muscles du
voile du palais. En même temps on constate souvent une légère parésie de la partie supérieure du
larynx; l'occlusion de la glotte est incomplète, et le
malade tousse pendant la déglutition, parce que
quelques gouttes de liquide ou quelques parcelles
alimentaires viennent au contact de la muqueuse
laryngée. Dans ce cas et, lorsque le malade a été
trachéotomisé, on peut voir des fragments d'ali-
ment rejetés par la canule.

Si l'impotence du voile du palais est complète dès
le début ou le devient par la suite, si le pharynx
se paralyse à son tour, les substances elles-mêmes
ne peuvent plus être avalées qu'après des tentatives

Forme
localisée
au voile
du palais.

répétées, qui lassent bientôt le malade et l'amènent parfois à refuser toute nourriture. La voix est faible, nasonnée, l'articulation des sons difficile, la parole lente, et si la respiration reste normale à l'état de veille, elle s'accompagne d'un ronflement plus ou moins sonore pendant le sommeil.

En pratiquant l'examen de la gorge du malade, on est frappé du changement qui s'est opéré dans l'aspect de cette région. Dans les cas les plus complets, le voile du palais, au lieu de se relever en voûte à concavité antéro-inférieure comme à l'état normal, pend flasque comme un rideau flottant; en s'étalant ainsi, il forme une surface plane, qui semble élargie et immobile. La luette est parfois déviée; la muqueuse est sensiblement normale, elle présente seulement une teinte légèrement pâle. En touchant la surface du voile du palais avec l'abaisse-langue ou avec un pinceau, on peut se convaincre que le malade ne sent pas ce contact et que le réflexe pharyngien est aboli; l'organe n'obéit plus à aucune excitation mécanique, et cette anesthésie vient augmenter encore les difficultés de la déglutition. Ailleurs il n'existe qu'une parésie plus ou moins marquée, de la paresse des muscles à obéir à l'excitation pendant la déglutition. Généralement étendue à toute la surface du voile, elle peut être localisée et n'en occuper qu'une moitié. De même d'ailleurs les troubles paralytiques peuvent être unilatéraux; pour s'en convaincre, il ne suffit pas de titiller le voile du palais, qui peut être insensible : il faut exciter la base de la langue ou le pharynx, et on voit alors des contractions se pro-

duire du côté qui n'a pas été atteint. L'anesthésie
s'étend fréquemment au pharynx et à la partie
supérieure du larynx ; ce qui facilite encore le passage des aliments dans les voies aériennes.

Lorsque la paralysie diphtérique ne reste pas
localisée, elle peut débuter par le voile du palais
puis s'étendre aux muscles des yeux, des membres
inférieurs, des membres supérieurs, du tronc, du
cou, du rectum et de la vessie, pour finir par les
organes des sens. C'est là l'évolution habituelle
qu'elle suit dans les formes les plus complètes.
Plus rarement elle peut atteindre les membres inférieurs avant d'affecter le pharynx et la langue,
ou bien débuter par les membres supérieurs, gagner le voile du palais et le pharynx, enfin occuper
les membres inférieurs.

Forme
généralisée.

On peut constater, quand la paralysie est aussi
étendue, un état général grave : le teint est plombé,
le malade très abattu ou au contraire en proie à
une agitation continuelle ; il y a parfois des vomissements, de la diarrhée, des convulsions et même
du coma. Mais ces symptômes alarmants ne se
rencontrent guère que dans les cas très graves, et,
sauf un peu d'albuminurie et de fièvre au début,
les symptômes généraux font défaut dans la plupart des cas.

Nous suivrons dans la description des troubles
de la motilité l'ordre d'extension habituel de la
paralysie. Après le voile du palais, ce sont généralement les muscles de l'œil qui sont pris. Les
muscles de l'accommodation sont fréquemment paralysés ; cependant on a aussi observé de la para-

lysie des muscles moteurs de l'œil, du strabisme, parfois passager, de la ptose de la paupière supérieure. Mais en général il survient des troubles visuels imputables à un défaut d'accommodation : la vue s'affaiblit à des degrés divers qui varient de l'amblyopie légère à la cécité complète ; il y a de l'hypermétropie, de la mydriase, et, si un seul des yeux est atteint, de l'inégalité pupillaire. Ces paralysies, dans certains cas, présentent une grande mobilité, et presque tous les muscles de l'œil peuvent être atteints alternativement.

Les membres inférieurs peuvent être paralysés immédiatement après le voile du palais, et parfois la maladie se borne à cette double manifestation ; mais plus souvent ils commencent à s'affaiblir lorsqu'il existe déjà des troubles oculaires. La paralysie des membres inférieurs prend généralement l'aspect d'une paraplégie incomplète. Elle est annoncée par des fourmillements, de l'engourdissement dans les jambes. La marche devient incertaine ; le malade sent mal le sol sous ses pieds ; il a surtout de la peine à monter ou à descendre les escaliers, et ces troubles de la motilité augmentent encore dans l'obscurité. Puis l'affaiblissement musculaire augmente, la marche est difficile, sinon impossible ; cependant la paralysie n'est jamais complète. Les malades qui se tiennent encore debout s'avancent sans soulever les pieds, en les traînant, en les faisant glisser, comme s'ils étaient fixés au sol par un poids énorme. Lorsqu'ils sont immobilisés au lit, les membres inférieurs conservent encore des mouvements assez étendus, mais sans énergie et comme incertains, à tel point que Jaccoud croit, dans certains cas, à une véritable ataxie des mouvements. Brenner divise ces phénomènes d'incoordination en trois classes : 1° ataxie vraie, causée probablement par la lésion d'un centre de coordination des mouvements ; 2° paralysie ataxique caractérisée par la parésie de certains groupes de muscles des membres et par la paralysie plus complète d'autres muscles ; 3° paralysie vraie, qui atteindrait également tous les muscles des membres, et qui pourrait être complète ou incomplète. Ces symptômes ataxiques, joints à l'abolition du réflexe rotulien et aux troubles oculaires, peuvent donner lieu à une forme de pseudo-tabes.

La contracture est tout à fait rare et n'a été signalée qu'à titre exceptionnel.

On a fréquemment constaté l'affaiblissement et même l'abolition du réflexe rotulien. Ces modifications se montrent dès le début de la paralysie et lui survivent souvent, pour ne reparaître qu'après la disparition complète des phénomènes paralytiques.

Les muscles atteints présentent la réaction de dégénérescence ; il y a augmentation de la contractilité galvanique, en même temps que diminution de la contractilité faradique.

Les mains deviennent bientôt maladroites, les malades laissent tomber ou renversent les objets qu'ils veulent saisir ; les membres supérieurs sont agités par des tremblements. Puis la faiblesse musculaire augmente, le dynamomètre ne dénote plus qu'une force de 20 kilogrammes au lieu de 50, et le malade finit par être impotent au point de ne pouvoir plus se mouvoir dans son lit ni manger sans aide.

Ici encore, même affaiblissement des réflexes, même réaction de dégénérescence qu'aux membres inférieurs.

Les muscles du cou et de la face peuvent se paralyser à leur tour. La tête retombe en avant sur la poitrine. La paralysie de la face est assez rare; elle peut être complète ou incomplète, unilatérale ou bilatérale. Dans ce dernier cas, les traits restent immobiles et le visage prend une expression stupide, bien qu'il n'y ait aucun trouble intellectuel. Bien plus, la langue, les lèvres, les joues peuvent être atteintes en même temps : la salive s'écoule alors continuellement hors de la bouche; la langue est inhabile à se mouvoir, agitée de mouvements fibrillaires; elle peut même pendre au dehors. Le malade ne parle plus qu'avec peine, en bredouillant; il ne peut plus ni souffler, ni siffler. En résumé, les troubles peuvent s'unir de façon à former le syndrome labio-glosso-laryngé.

La paralysie de la vessie et du rectum s'observe aussi; elle s'accompagne de rétention ou de dysurie, de constipation ou d'incontinence des matières. Si les muscles rachidiens sont frappés, la colonne vertébrale s'incurve en avant ou est déviée latéralement. Dans le cas de paralysie des cordes vocales, on a noté de l'aphonie complète. Le thorax s'immobilise dans l'inspiration lorsque les muscles de la respiration, les intercostaux et le diaphragme s'affaiblissent. Inversement à ce qui se produit à l'état normal l'abdomen se déprime pendant l'inspiration et se dilate au moment de l'expiration. La respiration est haletante, et le moindre incident peut amener un accès de suffocation, qui aboutit rapidement à des phénomènes asphyxiques si l'on n'intervient pas en électrisant le diaphragme. On comprend aisément quel danger peut constituer la plus légère complication thoracique, bronchite ou congestion pulmonaire.

Plus grave encore est la paralysie des muscles de Reissessen : le malade ne tarde pas à suffoquer, et rapidement se cyanose et asphyxie.

Les troubles cardiaques se bornent parfois à des palpitations passagères, à des tendances à la lipothymie, à quelques irrégularités du pouls, mais ailleurs prennent une allure très grave et se manifestent par de l'angoisse précordiale, de l'ataxie cardiaque, du ralentissement du pouls, des accès de suffocation et des syncopes. Henoch répartit les paralysies cardiaques qui surviennent au cours de la diphtérie en trois groupes : 1° des paralysies cardiaques à début très précoce, dès les premiers jours de la maladie et dont le pronostic est très défavorable ; 2° des paralysies cardiaques à début plus tardif, mais brusque, en pleine santé pour ainsi dire, et s'accompagnant de fréquence considérable du pouls : ici l'issue fatale est immanquable ; 3° des paralysies cardiaques se développant plus lentement, alors qu'il existe déjà d'autres phénomènes paralytiques : leur pronostic est le moins fâcheux.

Les symptômes des paralysies respiratoires et

cardiaques peuvent s'unir et donner lieu à des crises bulbaires que Duchenne a signalées sous le nom de forme bulbaire de la paralysie diphtérique. Ces crises sont annoncées par de l'apathie, une immobilité toute spéciale du malade. La respiration devient suspirieuse, la voix saccadée. La crise une fois déclarée, l'inspiration est forcée, profonde, l'expiration courte et faible ; les voies respiratoires sont pleines de mucosités. Le pouls, d'abord normal, s'accélère, devient parfois incomptable, et bientôt se montrent des symptômes graves de suffocation. Le malade résiste ordinairement à la première crise, mais reste très épuisé ; les crises suivantes se succèdent à intervalles rapprochés et finissent par emporter le malade, ou bien s'espacent de plus en plus et ne se renouvellent plus, la paralysie se terminant par la guérison. Lorsque la mort est la conséquence de ces crises, elle est due soit à l'asphyxie, soit à la syncope.

Les troubles de la sensibilité sont très fréquents dans la paralysie diphtérique. Presque toujours ils frappent les régions paralysées ; souvent cependant on peut constater de l'akynésie sans anesthésie. L'altération de la sensibilité la plus fréquente est l'anesthésie, que nous avons déjà étudiée au voile du palais. Exceptionnellement on constate de l'hyperesthésie : aux membres elle s'annonce par des fourmillements, de l'engourdissement, et précède en général la paralysie. La sensibilité est simplement obtuse ou complètement abolie. Fréquemment l'anesthésie ne remonte pas au-dessus des genoux ni des coudes ; mais cette localisation n'est pas constante, et elle peut être généralisée. Elle est parfois accompagnée d'analgésie tellement complète, qu'on a pu, sur certains malades qui présentaient ce phénomène, pratiquer des opérations chirurgicales sans l'aide du chloroforme. L'anesthésie peut se montrer encore sur les lèvres, la langue et les joues. On a noté dans quelques cas de l'anesthésie sensorielle, intéressant l'ouïe, le goût ou l'odorat.

En dehors des modifications mécaniques de la parole dues à de la paralysie du voile du palais, de la langue ou des lèvres, on peut rencontrer des troubles du langage : tantôt le malade présente un bégaiement très marqué, tantôt il ne peut prononcer certains mots ; lorsqu'en lisant il les rencontre, il s'arrête, et ne peut aller plus loin, ou bien hésite un instant, puis continue en sautant le mot. Cependant l'intelligence reste intacte, et chez certains malades la conversation est peu en rapport avec leur facies hébété. Enfin dans plusieurs observations on a signalé de l'anaphrodisie.

Un fait capital dans la paralysie diphtérique, qui lui est propre et la distingue de toutes les autres paralysies par névrite périphérique : il n'y a pas d'atrophie musculaire ; les membres paralysés conservent toujours leur aspect et leur volume normal. Donc pas de troubles trophiques, sinon dans quelques cas extrêmement rares, où on a signalé une atrophie durable de certains muscles à la suite de la paralysie.

Nous ne ferons que signaler certaines formes rares de la paralysie diphtérique, dans lesquelles

le voile du palais n'est pas atteint et la maladie se
localise sur un groupe musculaire, sans se porter
ailleurs à un seul moment. Tels sont les cas,
encore assez fréquents, où on n'a constaté que de
la paraplégie, les cas beaucoup plus rares où la paralysie a pris la forme hémiplégique, où tout s'est
borné à des troubles oculaires, à une paralysie
limitée soit aux jambes, soit aux avant-bras, soit
aux mains, soit aux pieds, soit aux lèvres, soit à
l'anus, soit aux muscles du tronc. On a vu encore
la paralysie diphtérique ne se manifester que par
des troubles de la sensibilité, sans symptômes pa-
rétiques.

Marche, durée, terminaisons.

Dans la forme localisée, les accidents peuvent
être essentiellement passagers et disparaître au
bout de quelques jours. L'affaiblissement du voile
du palais ne se manifeste que par un peu de dysphagie ; c'est à peine si à une ou deux reprises les
liquides refluent par le nez, puis tout rentre
rapidement dans l'ordre.

C'est ce qui arrive parfois aussi à la suite de la
trachéotomie : les boissons ressortent par la canule
pendant un ou deux jours seulement. Cependant
la paralysie du voile du palais peut durer plus longtemps ; mais, en général, lorsqu'elle reste limitée,
elle n'offre de péril que par les dangers d'asphyxie
que fait courir au malade le passage possible des
aliments dans les voies aériennes. Quand la paralysie se généralise, l'évolution en est lente, dure
des semaines ou des mois. Cependant il n'est pas
rare de voir les paralysies précoces disparaître en
quelques jours, quitte à reparaître durant la con-

valescence sous une forme différente, et M. Landouzy
a décrit une forme de paralysie diphtérique dont
l'évolution se rapproche de la paralysie ascendante
aiguë de Landry, frappant successivement et d'emblée les membres inférieurs, puis les supérieurs
ainsi que les muscles du tronc, s'accompagnant
d'accidents bulbaires et se terminant rapidement
par la mort, sans trouble de la sensibilité. On a
souvent donné la mobilité et la diffusion des symptômes comme une caractéristique des paralysies
diphtériques; mais si on les voit passer d'un
membre à un autre, puis revenir au premier, ces
alternances ne constituent pas la règle. Si fréquemment la paralysie frappe successivement les
différents appareils dans l'ordre que nous avons
adopté pour la description symptomatique, il n'y
a là rien de fixe. Lorsqu'un organe est atteint, on
ne peut prévoir celui qui sera paralysé après lui :
rien ne permet de présumer le temps que l'akynésie reste fixée à une région, car les phénomènes
paralytiques présentent parfois des rémissions et
des exacerbations qui déroutent toute prévision.
La maladie se termine par la guérison plus de huit
fois sur dix : dans ce cas, le mouvement reparaît
d'abord dans les membres inférieurs, puis à la gorge,
dans les membres supérieurs, le tronc, les viscères
et l'œil. Généralement les organes paralysés les
premiers sont les premiers guéris. Mais ici encore,
dans le processus de guérison, comme dans la
marche d'envahissement de la paralysie, il n'y a
pas de règle fixe, et il arrive assez souvent qu'après
avoir été atteint le premier, le voile du palais soit

le dernier à reprendre ses fonctions. Quand la terminaison est fatale, la mort peut se produire lentement, rapidement ou subitement.

Quand la mort est lente, on voit le malade se cachectiser peu à peu, s'affaiblir progressivement. On attribue généralement ces troubles profonds à l'inanition, le malade refusant de prendre des aliments, par la crainte de la suffocation, par le dégoût qu'inspire le rejet de ces substances par le nez. Mais on a observé que dans ces cas l'emploi de la sonde œsophagienne ne suffit pas toujours à sauver les malades; il faut alors chercher une autre explication à leur mort : nous croyons qu'on peut la trouver en se souvenant qu'il existe un élément cachectisant dans le poison du bacille diphtérique atténué, comme l'a prouvé l'expérimentation. La mort rapide est déterminée par les symptômes asphyxiques qui se développent si aisément lorsque la paralysie est généralisée, qu'elle atteint les muscles respirateurs et surtout le diaphragme. La moindre complication pulmonaire ou bronchique suffit à entraîner des accidents irrémédiables : des mucosités, que les muscles expirateurs affaiblis ne peuvent plus expulser, s'accumulent dans les bronches et ne tardent pas à asphyxier le malade. Dans d'autres cas, le diphtérique est pris subitement d'angoisse précordiale et de dyspnée; on trouve le pouls petit, irrégulier, ralenti; ces symptômes s'aggravent rapidement, et l'affaiblissement graduel du cœur entraîne la mort en quelques heures par paralysie cardiaque. Parfois l'union des troubles respiratoires et des affections cardiaques tue rapidement le malade par une de ces crises bulbaires que nous avons décrites.

La mort subite peut être la conséquence indirecte ou directe de plusieurs localisations de la paralysie diphtérique. Un premier malade atteint de paralysie du pharynx, en avalant quelques aliments, est pris tout à coup de suffocation et meurt : le bol alimentaire s'est introduit dans les voies aériennes. Un enfant, au milieu de ses jeux ou en s'asseyant sur son lit, tombe brusquement en syncope : il succombe à une paralysie cardiaque. Dans quelques cas, on a vu un sujet atteint de paralysie diphtérique devenir subitement aphone, se cyanoser et mourir. Il s'agit alors d'une paralysie complète et soudaine des muscles laryngés inspirateurs.

On a signalé, à titre exceptionnel, à la suite de la diphtérie, des affections nerveuses distinctes de la paralysie diphtérique : nous ne pouvons que les signaler. Ce sont d'abord les méningites pseudo-membraneuses, dont on ne connaît que trois cas, ceux de MM. Œrtel, Pierret, Barth et Déjerine. Ces méningites ont été de véritables trouvailles d'autopsie. Ce sont encore des hémiplégies par hémorragie cérébrale, des cas de sclérose en plaques, des accès de manie, de l'asphyxie symétrique des extrémités, des paralysies hystériques. M. Lyonnet signale même des arthropathies d'origine nerveuse, sortes de troubles trophiques périarticulaires survenant dans la convalescence de la diphtérie.

Complications dues aux infections secondaires. — Nous avons vu, en étudiant les infections secon-

daires de la diphtérie au point de vue bactériologique, que le streptocoque pyogène, qu'on retrouve
souvent dans la fausse membrane diphtérique
associé au bacille de Löffler, peut envahir la circulation et infecter tout l'organisme. Il produit ainsi
une septicémie généralisée qui vient modifier l'aspect clinique de la maladie. Nous nous occuperons
plus longuement de ce qui est actuellement connu
sur cette question, au chapitre des formes cliniques
de la diphtérie.

On a signalé des gangrènes pouvant dans quelques cas survenir au niveau des points envahis par
la diphtérie. Les parties sous-jacentes à la fausse
membrane se ramollissent; celle-ci prend une
teinte noirâtre, dégage une odeur fétide. Le processus gangreneux peut s'étendre, gagner en surface et en profondeur, lorsque l'organisme est
épuisé, et offre un terrain favorable à cette évolution. Les plaques gangreneuses se développent
également chez un diphtérique soit au niveau
d'érosions cutanées, telles que celles produites
par l'eczéma, l'impétigo, l'herpès, soit au niveau
de la plaie trachéale, soit encore dans le parenchyme pulmonaire déjà atteint de broncho-pneumonie. Ces différentes localisations sont simulta-
nées ou successives, et, bien qu'il soit rare qu'elles
produisent des désordres étendus, elles témoignent
d'une déchéance profonde de l'organisme.

Les suppurations sont nombreuses, à localisations
multiples; signalons les otites moyennes, les suppurations ganglionnaires, les phlegmons du cou, les
chondrites et les périchondrites du larynx, les sup-

purations de la trachée et même les médiastinites. Hâtons-nous de dire que ces complications sont relativement rares. Il n'en est plus de même des suppurations cutanées, placards d'impétigo, pustules d'eczéma, tournioles multiples qui accompagnent si fréquemment la diphtérie chez les enfants.

L'endocardite est extrêmement rare, puisque Sanné, sur 149 cas, n'a pas pu en observer une seule. Les quelques cas qui ont été décrits n'ont présenté rien de particulier au point de vue de la symptomatologie.

Nous avons placé parmi les infections secondaires la description des érythèmes de la diphtérie, parce que dans un travail tout récent M. Mussy attribue au streptocoque leur production dans la plupart des cas. Il rapproche des érythèmes diphtériques ceux que l'on rencontre dans les fausses diphtéries à streptocoques et dans la fièvre puerpérale. Cette explication pathogénique demande encore des arguments probants et n'est qu'une séduisante hypothèse.

La fréquence de ces érythèmes est très variable, car, suivant les statistiques, on les a rencontrés tantôt une fois sur trente cas, tantôt une fois sur quatre. Cette différence tient peut-être à la rapidité de leur évolution et à la précocité de leur apparition. Les adultes y sont beaucoup moins sujets que les enfants. Ces érythèmes sont précoces, se montrant dès les premiers jours, dans la première semaine de la maladie, ou bien tardifs, témoignant d'une infection profonde de l'organisme et précédant la mort de peu de temps. L'éruption se montre de préférence au niveau de certains points d'élection : les poignets, les coudes, les genoux, les malléoles, la partie supérieure des fesses ; elle respecte en général la face.

Robinson décrit deux espèces d'érythèmes au cours de la diphtérie : l'un précoce, passager, apyrétique, scarlatiniforme, sans desquamation ; l'autre tardif, spécial à la diphtérie toxique, polymorphe ou rubéolique.

M. Mussy décrit plusieurs variétés, que nous allons énumérer par ordre de fréquence :

1° L'érythème polymorphe (lisse en plaques, circiné ou papulo-tuberculeux), durant de un à quatre jours, ni desquamatif, ni prurigineux, malgré de fréquentes éruptions urticariennes, qui viennent compliquer la première.

2° L'érythème scarlatinoïde non desquamatif, faisant suite le plus souvent à un érythème polymorphe, envahissant les membres et le thorax.

3° L'érythème rubéolique, rapidement suivi en général d'érythème polymorphe.

4° L'érythème purpurique, associé ou non à l'érythème polymorphe : Fränkel le considère comme une des éruptions les plus fréquentes de la diphtérie. Cette variété se montre soit au début, soit à la fin de la maladie. Elle est constituée par de petites taches hémorragiques, dont la grandeur varie des dimensions d'une lentille à celles d'une tête d'épingle très fine. Cette éruption peut facilement passer inaperçue.

5° L'érythème scarlatiniforme desquamatif (de

Besnier), se distinguant de la scarlatine par sa durée prolongée, la simultanéité et la coexistence de l'éruption et de la desquamation et son caractère récidivant.

6° L'érythème papulo-pustuleux, rencontré une fois par Unna dans une diphtérie hypertoxique; L'exanthème était limité d'abord aux pieds et aux mains, mais prédominait aux mains. Il était constitué par des efflorescences érythémateuses disposées irrégulièrement sur la face dorsale des mains. Au milieu de ces taches, on voyait quelques pustules à base rouge, indurées, plus tard l'exanthème s'étendit aux avant-bras et aux bras, présentant les mêmes caractères, éruption rouge, irrégulière comme disposition, parsemée de pustules toujours discrètes.

La broncho-pneumonie peut compliquer toutes les localisations de la diphtérie, cependant, c'est au cours du croup, et surtout du croup après la trachéotomie qu'on la rencontre le plus souvent. Elle est plus fréquente chez l'enfant au-dessous de quatre ans et plus grave pour l'adulte.

Lorsqu'elle accompagne une angine diphtérique, il s'agit presque toujours d'une forme hypertoxique: la broncho-pneumonie est alors très précoce. Dans le croup, on l'observe tantôt dès les premiers jours, avant la trachéotomie, tantôt deux ou trois jours après la trachéotomie, tantôt tardivement, alors que tout danger paraît écarté, mais que le malade est encore obligé de garder sa canule.

Dans les diphtéries hypertoxiques, les signes physiques et fonctionnels de la broncho-pneumonie restent complètement masqués et la lésion pulmonaire n'est plus qu'une constatation d'autopsie.

Dans les autres formes de la diphtérie, il est plus facile de la reconnaître. Mais il faut chez les enfants établir son diagnostic bien plus sur les symptômes généraux et les troubles fonctionnels que sur les signes physiques, qui sont tardifs et peu probants.

Dans le croup, si la broncho-pneumonie survient avant la trachéotomie, l'enfant est pâle, anxieux ; la dyspnée est très marquée, caractérisée par une grande fréquence des mouvements respiratoires avec battement des ailes du nez. Mais on ne peut attribuer cette dyspnée au croup, car la voix n'est pas complètement éteinte, il n'y a pas d'accès de suffocation, et le tirage est très peu accentué. La peau est brûlante, la température très élevée. L'auscultation ne révèle rien de caractéristique. Si cependant on croit utile de pratiquer la trachéotomie, elle n'est suivie d'aucun soulagement, et l'enfant meurt au bout de quelques heures.

Lorsqu'on a pratiqué la trachéotomie alors que la broncho-pneumonie n'avait pas compliqué le croup, on doit encore redouter que le poumon ne s'infecte secondairement à l'opération. Si la respiration devient bruyante, que son chiffre s'élève au-dessus de 40 à 50 par minute, si l'expectoration se supprime, et si, la canule se séchant, l'air produit en la traversant un bruit râpeux tout spécial, on peut être certain de la complication broncho-pulmonaire. En même temps, la plaie devient grisâtre, et bientôt l'expectoration se rétablit et la canule laisse écouler une sanie puriforme qui la noircit. La température, qui habituellement tombe deux ou trois jours après l'opération, reste aux environs de 40° ; on compte plus de 150 pulsations à la minute. L'auscultation donne encore des résultats bien contestables ; le souffle canulaire masque ou modifie les signes pulmonaires ; on peut distinguer cependant de gros râles muqueux et parfois du souffle.

Lorsque la broncho-pneumonie est tardive, elle survient à une époque où le malade paraît hors de danger. Aussi son début est-il net ; la température s'élève brusquement et la plaie se rouvre, puis la maladie évolue identique aux broncho-pneumonies qu'on rencontre en dehors de la diphtérie. Plus la broncho-pneumonie est tardive, moins la terminaison est fatalement mortelle, surtout si l'enfant a plus de trois ans, est solidement constitué, et si la lésion n'est pas très étendue. Mais il ne faut pas oublier que c'est la complication la plus grave et qu'elle tue neuf fois sur dix.

L'érysipèle est une complication rare dans la diphtérie, en dehors du croup opéré. C'est presque toujours en effet sur les lèvres de la plaie de la trachéotomie qu'on voit apparaître le bourrelet rouge caractéristique de cette complication. Les lèvres de la plaie se dessèchent, prennent une teinte blafarde et s'affaissent ; la rougeur, d'abord localisée autour de la plaie, peut s'étendre au cou, à la face, sur toute la surface du corps. Si par le fait de la diphtérie l'état général n'était pas déjà très mauvais, la température s'élève brusquement. Quand l'érysipèle ne reste pas limité, le malade est très agité, est pris du délire, puis meurt dans le coma.

Rougeole.

C'est surtout dans les milieux hospitaliers, où la rougeole est si fréquente et où elle a tant d'occasions de se transmettre, qu'on la voit survenir au cours de la diphtérie. Bien qu'elle soit la fièvre éruptive la plus répandue, il est rare de l'observer dans la diphtérie à titre d'infection surajoutée. On a remarqué que la rougeole se montre plus souvent dans le croup, et surtout dans le croup opéré ; on peut donner de ce fait l'explication suivante : si un diphtérique a pris la rougeole à son entrée à l'hôpital, il faut que le temps nécessaire à l'incubation s'écoule avant qu'on puisse constater les premiers symptômes de la fièvre éruptive : il n'est donc pas étonnant que ceux-ci coïncident avec le croup, manifestation très fréquente et relativement tardive de la diphtérie. L'invasion de la rougeole s'annonce par un arrêt dans la cicatrisation de la plaie, lorsque la trachéotomie a été faite, et par une forte élévation de température. Dès les premiers jours survient une broncho-pneumonie qui emporte les deux tiers des malades.

Scarlatine.

La scarlatine complique la diphtérie plus rarement encore que la rougeole. Cependant elle peut se montrer sous forme épidémique dans un pavillon d'isolement de diphtérie et décimer les malades, comme nous l'avons vu, au mois d'août 1889, à l'hôpital Trousseau. Elle survient en général à une période moins avancée de la diphtérie que la rougeole : cela tient probablement à ce que la période d'incubation est moins longue dans la scarlatine.

Le début de cette complication s'annonce par une forte élévation thermique bientôt suivie de l'éruption caractéristique. Elle assombrit beaucoup moins le pronostic que la rougeole, mais dans certains cas peut déterminer la mort par l'aggravation de l'état général qu'elle entraîne.

On voit quelquefois la rougeole se montrer quelque temps après une scarlatine compliquant une diphtérie, ou réciproquement.

La coqueluche survient très rarement; on l'a surtout observée au cours du croup. Les quintes n'augmentent pas les accès de suffocation; mais on constate bientôt tous les signes d'une bronchopneumonie, qui assombrit encore le pronostic.

Formes cliniques. — On peut, à l'exemple de la plupart des auteurs classiques, adopter la division de Trousseau et admettre trois formes de diphtérie : la forme simple ou bénigne, la forme infectieuse et la forme toxique d'emblée. Cette division, un peu arbitraire, n'est évidemment pas définitive, mais elle répond assez bien à l'observation clinique.

La diphtérie bénigne se montre le plus souvent sous forme d'angine, mais parfois atteint primitivement le larynx, il s'agit alors du croup d'emblée. La maladie s'annonce par un peu de fièvre, de courbature et de malaise. Lorsque la diphtérie bénigne se manifeste par une angine, on constate de la rougeur et du gonflement des amygdales, souvent d'une seule. A ce niveau se montre un exsudat blanchâtre, demi-transparent, bien circonscrit, qui s'épaissit rapidement pour former une fausse membrane peu adhérente. Parfois au lieu de former une plaque recouvrant une partie de l'amygdale, elle se développe par points lenticulaires bien séparés, rappelant complétement l'herpès de la gorge. Une éruption d'herpès sur les lèvres peut venir augmenter encore les difficultés du diagnostic. L'engorgement ganglionnaire est de règle, mais a peut-être moins d'importance que ne lui en attribuait Trousseau. La fausse membrane reste localisée à la gorge, sauf parfois dans quelques cas où elle gagne le larynx, constituant un danger purement mécanique, car la maladie reste bénigne, et si l'on peut éviter l'asphyxie, la guérison ne se fait pas attendre. Ces manifestations bénignes de la diphtérie sont de courte durée; la guérison survient au bout de six à huit jours. L'albuminurie fait généralement défaut; la paralysie cependant se montre quelquefois pendant la convalescence. Quelque légère que semble la maladie, quelque faible que soit l'intoxication, ces formes bénignes peuvent transmettre des diphtéries graves. C'est là le premier argument à donner à ceux qui ne veulent pas reconnaître la diphtérie dans ces manifestations légères. Le second est fourni par la bactériologie, qui a décelé la présence du bacille de Löffler avec toute sa virulence dans ces fausses membranes si peu envahissantes. Bien plus, il existe encore des cas « frustes », suivant l'expression de Trousseau, dans lesquels les symptômes locaux sont presque insensibles, se réduisant à une simple rougeur de la gorge: la fausse membrane est insignifiante ou absente. Ce sont ces cas incontestables qu'on rencontre en temps d'épidémie à côté des formes malignes : leur origine est la même, et ces formes frustes peuvent à leur tour provoquer par contagion des diphtéries malignes. Il faut d'ailleurs ajouter que ces cas frustes à manifestations locales presque nulles peuvent, dans quelques cas, donner lieu à des phénomènes généraux extrêmement graves; pour s'en convaincre, il suffit de se reporter au cas de diphtérie fruste secondaire à une fièvre typhoïde dont nous avons fait l'examen bactériologique et que nous avons rapporté page 37.

C'est encore le plus souvent par la gorge que débute la diphtérie à forme infectieuse, mais elle peut se montrer d'abord sur d'autres muqueuses ou sur la peau. L'état général peut être le même au début que dans la forme bénigne, mais en général la fièvre est assez marquée. Le faciès est abattu; le teint pâle, plombé; les muqueuses sont cyanosées, l'intelligence est bien conservée durant toute la maladie, mais l'affaiblissement général est très prononcé. Ce qui caractérise cette forme, c'est l'importance capitale que prennent les symptômes locaux : la fausse membrane y est essentiellement envahissante; elle s'étend largement sur les amygdales, le voile du palais et la luette, gagne les fosses nasales, le larynx, les bronches, les lèvres, la conjonctive, les organes génitaux, l'anus, couvre la surface des vésicatoires, les plaies, les plaques d'impetigo. Dans les cas les plus graves, elle prend une coloration gris noirâtre, d'apparence gangreneuse; son odeur est fétide; le gonflement ganglionnaire est très marqué. Dans des cas moins sévères, il y a toujours généralisation des fausses membranes ; mais on ne retrouve plus leur aspect gangreneux, et l'adénopathie reste modérée. Enfin, dans certains cas, la maladie garde pendant plusieurs jours l'apparence d'une diphtérie bénigne bien localisée ; puis brusquement elle prend une marche envahissante et envahit en moins de 24 heures les fosses nasales, le larynx et les bronches. L'albuminurie, plus fréquente que dans la première forme, n'est pas constante ; mais le croup et les complications pulmonaires sont ici de règle et constituent toute la gravité de la forme infectieuse. La mort est fréquente, mais non pas fatale. Dans la convalescence survient fréquemment de la paralysie diphtérique.

La marche est lente ; la maladie dure en général plus de 10 ou 12 jours. La guérison peut se faire attendre près d'un mois. Dans certains cas exceptionnels le malade a continué à rejeter des fausses membranes pendant plusieurs mois : c'est la diphtérie chronique de Barthez, la diphtérie prolongée de Cadet de Gassicourt.

Dans la forme toxique, le danger n'est plus constitué par la localisation de la fausse membrane et par son envahissement rapide ; l'exsudat ne joue plus qu'un rôle insignifiant, dont toute l'importance s'efface devant l'intoxication profonde et rapide de l'organisme. La localisation la plus habituelle est la gorge avec ou sans envahissement des muqueuses voisines. Les accidents peuvent prendre une marche foudroyante, avec fièvre intense, collapsus rapide, abattement considérable, production de fausses membranes très variable, mais engorgement ganglionnaire démesuré, avec infiltration du tissu cellulaire voisin. Le malade tombe en quelques heures dans un état typhoïde qui se termine par la mort au bout de 24 ou 48 heures, trois ou quatre jours au plus. Mais la maladie dure en général plus longtemps. Les fausses membranes s'étendent aisément, prennent un aspect gangreneux et une odeur repoussante ; le moindre contact fait saigner la muqueuse qui supporte cet exsudat. D'ailleurs les hémorragies sont de règle ; elles se produisent par tous les orifices : nez, bouche, anus, urèthre, proviennent parfois de l'estomac ou de la vessie. L'albuminurie est constante. Les ganglions sont extrêmement développés. Mais les phénomènes généraux prennent encore une importance capitale : le pouls est ralenti, devient filiforme ; les extrémités sont froides, la température du corps au-dessous de la normale. La faiblesse et la prostration sont telles que le malade reste durant presque toute la maladie dans un état de somnolence très voisin du coma. La mort est fatale ; elle survient avant la fin de la première semaine. Parfois, l'évolution de la diphtérie toxique est tout à fait insidieuse : les fausses membranes sont très peu étendues, n'ont aucune tendance à l'envahissement, et disparaissent souvent au bout de cinq à six jours. Mais dès le début, la tuméfaction ganglionnaire est énorme ; on a constaté de l'albuminurie ; le pouls est misérable, le facies livide ; puis, à mesure que les symptômes locaux s'amendent, la prostration augmente, le pouls s'affaiblit, la peau se refroidit et le malade succombe. Mais il y a plus : il existe des diphtéries toxiques am-

bulatoires, dans lesquelles les lésions locales et la
fièvre sont sans importance; le malade reste levé
et se promène; et cependant la pâleur du visage
et le gonflement du cou peuvent mettre le médecin
en éveil dès le début. Ces diphtéries se terminent
brusquement par la mort subite, ou aboutissent
d'une façon imprévue aux accidents terminaux du
collapsus.

Formes différenciées par la bactériologie. — Depuis que l'on a reconnu le bacille de Löffler comme
l'agent spécifique de la diphtérie, il devait nécessairement venir à l'esprit des observateurs l'idée
d'essayer de concilier les différents aspects cliniques
de la maladie avec les résultats que donne l'examen
bactériologique de la fausse membrane, de rechercher si le bacille de Löffler suffit à lui seul à expliquer tout l'appareil symptomatique de la diphtérie,
et si dans certains cas il ne convient pas d'attribuer
une part ou la majorité des symptômes à l'intervention d'un ou de plusieurs autres microbes pathogènes. M. Grancher a essayé cette division, et a
proposé de donner le nom de formes toxiques de
la diphtérie à celles dans lesquelles le bacille diphtérique seul est en jeu, lui opposant la forme infectieuse dans laquelle le tableau clinique est complètement modifié par des infections secondaires.
Au point de vue symptomatique, nous allons voir
que les deux formes sont tout à fait distinctes de
celles qui portent le même nom dans la classification de Trousseau. M. Barbier a tenté de justifier
la division proposée par M. Grancher, et a étudié tout
spécialement l'influence du streptocoque pyogène,

si souvent constaté dans la fausse membrane, sur
l'évolution de la diphtérie. Il admet d'abord une
angine diphtérique pure, angine toxique de Grancher,
qui serait due au bacille de Löffler, et à lui seul. En
voici les caractères principaux : « Mal de gorge
souvent nul. Cette première phase de la maladie,
latente, risque le plus souvent de passer inaperçue
dans certains milieux sociaux ; d'autant qu'il n'y
a le plus souvent ni fièvre, ni mal de tête, ni courbature. L'enfant est un peu moins en train, un peu
grognon, et c'est tout. A l'examen de la gorge :
fausses membranes typiques, blanches, s'enlevant
plus ou moins facilement en lambeaux ; muqueuse
presque normale, ni rouge, ni gonflée ; adénopathie
absente ou à peine appréciable. La propagation au
larynx est fréquente, souvent à distance, et ce sont
les symptômes de croup qui mettent parfois sur la
voie du diagnostic. L'avenir de ces malades, si le
type reste pur, est également caractéristique. C'est
chez eux qu'on observe la diphtérie bronchique,
avec rejet par la canule de fausses membranes tu-
bulées, et à laquelle ils succombent souvent par
asphyxie pure et simple. Ils ont du coryza, mais
c'est du coryza couenneux dans toute l'acception,
avec enchifrènement sans jetage. C'est la fausse
membrane qui, diminuant ou supprimant l'entrée
de l'air, détermine la gêne ou l'arrêt respiratoire par
le nez. La mort survient par asphyxie causée par
la diphtérie bronchique ; la canule à aucun moment
ne laisse s'écouler de pus ou de muco-pus : elle
est sèche, ou bien ce sont des accidents nerveux
à brève ou à longue échéance : syncope, paralysie,

qui terminent la maladie : mort par intoxication. La guérison survient-elle, les malades gardent une anémie plus ou moins marquée et restent exposés aux accidents nerveux d'ordre paralytique qui surviennent dans la convalescence. »

M. Barbier s'occupe ensuite des faits, dans lesquels l'examen bactériologique révèle l'association du bacille diphtérique et du streptocoque. Dans ces cas on a retrouvé le streptocoque non seulement dans la gorge, mais encore dans les viscères et dans le sang, et toutes les complications étaient d'origine streptococcique démontrée ou probable. Voici comment se manifeste cliniquement cette association microbienne qui donne lieu à la *forme streptococcique* de la diphtérie, une des variétés de la *forme infectieuse* de Grancher : « Aspect extérieur typique de la face et du cou : face pâle, bouffie ou cyanosée, teint plombé, peau luisante et quelquefois rosée au pourtour du nez et sur le nez lui-même, rougeur et excoriation de la lèvre supérieure au-dessous des narines. Bouche ouverte, haleine horriblement fétide quand les bactéries de la putréfaction ont envahi les exsudats, ce qui n'est pas rare. Douleurs très vives à la déglutition ; le malade se refuse à s'alimenter. Gorge énormément tuméfiée ; la muqueuse est rouge, sanieuse, saignante, boursouflée. Fausses membranes parfois dissociées et absentes, ou bien épaisses et molasses, putrilagineuses. Cou énorme, proconsulaire, cet état tient à la tuméfaction des ganglions, qui sont comme noyés dans une infiltration œdémateuse du tissu cellulaire du cou.

Jetage abondant, séro-fibrineux, séro-sanguin, couleur jus de pipe ou même complètement hémorragique. Son abondance est telle parfois que le liquide s'écoule goutte à goutte. Marche de l'affection suraiguë, tuant le malade en quelques heures (24 à 36 heures) ou plus lente, et alors on peut voir survenir les complications propres au streptocoque. Si le croup apparaît, ce sont des sujets déplorables pour la trachéotomie : la mort survient au milieu de complications pulmonaires, ou d'accidents inflammatoires du côté de la plaie d'une part, et d'autre part avec des signes généraux d'infection. Mais il reste à déterminer quelle est cette infection. Il est certain que dans ces cas, à l'autopsie, la trachée et les bronches ne sont plus tapissées d'une fausse membrane, qu'on cherchait la diphtérie, et qu'on trouve une bronchite suraiguë purulente, associée ou non à de la suppuration de la plaie, à du phlegmon péritrachéal, etc., et dans lesquelles le streptocoque domine. C'est dans ces circonstances que la canule laisse s'échapper cette expectoration purulente particulière qu'on regarde à juste titre, en clinique, comme un signe pronostic du plus mauvais augure. Ajoutons que presque toujours l'urine renferme des flots d'albumine. L'abattement du malade, ou plus souvent une agitation extrême, la fièvre, quelquefois des convulsions terminales, sont les principaux phénomènes généraux qu'on observe. La guérison est rare dans les formes très infectieuses, la convalescence longue. La gorge, le nez, le pourtour des narines restent longtemps rouges et excoriés

on observe dans la gorge des ulcérations doulou-
reuses, grisâtres, et dans certains cas de véritables
pertes de substance portant sur les piliers et le
voile du palais. Des complications ultérieures,
telles que adénites suppurées, phlegmons, etc.,
peuvent encore retarder la guérison et même amener la mort. »

Cette tentative de classification, vraiment scien-
tifique, des formes cliniques de la diphtérie est
intéressante, bien que forcément incomplète, et
elle indique bien la voie à suivre pour compléter
nos connaissances sur les caractères si variés et
si dissemblables entre eux que peut présenter la
diphtérie. Il reste encore à étudier l'action sur l'économie des micro-organismes des fausses membranes autres que le streptocoque, et à grouper
un grand nombre de faits bien étudiés pour fixer
définitivement ces aspects différents qu'impriment
à la diphtérie les associations microbiennes. Tout
récemment, M. Martin a rapporté des cas qui semblent démontrer que le bacille de la diphtérie, uni
à un coccus souvent en diplocoques, dont les colonies poussent abondamment sur le sérum très
semblables à celles du bacille de Löffler, donne
lieu à une forme assez bénigne d'angine diphtérique, tandis que l'association du staphylococcus
albus au bacille spécifique implique un pronostic
plus sévère.

Diphtérie chez les adultes. — La diphtérie est
assez rare chez les adultes ; en revanche, elle est
généralement plus grave que chez les enfants.

On a cependant signalé des épidémies d'angines

diphtériques bénignes chez l'adulte. Mais, dans les cas où la toxine diphtérique épargne le malade, on voit fréquemment survenir du côté des voies respiratoires des complications presque toujours fatales. Chez l'adulte, le croup ne se présente plus sous le même aspect que chez l'enfant : la glotte, en effet, est large, et il est bien rare que les fausses membranes soient assez développées pour en oblitérer complètement l'orifice et empêcher le passage de l'air. De plus, les fausses membranes ne restent presque jamais limitées à la cavité laryngée : la laryngite s'accompagne de trachéo-bronchite pseudo-membraneuse. Le croup chez l'adulte a une marche progressive ; la maladie ne passe pas par trois périodes bien distinctes, comme chez l'enfant. Il est rare que la voix soit complètement éteinte ; elle peut même rester normale jusqu'à la mort, bien que les cordes vocales soient recouvertes de fausses membranes. La dyspnée est progressive, sans accès de suffocation intercurrent. La mort par asphyxie progressive est la terminaison de règle ; elle survient tardivement, en moyenne au bout de trois semaines seulement. Les manifestations concomitantes le long de l'arbre bronchique tout entier expliquent aisément comment la trachéotomie est de peu de secours chez l'adulte. Cependant on ne doit pas la rejeter dans le cas d'asphyxie imminente, car on a signalé des cas de guérison dus à cette opération.

Très souvent la diphtérie des adultes prend la forme hypertoxique. Les malades sont anéantis dès le début. Les extrémités sont froides ; le pouls, petit, irrégulier ; la face est pâle, le teint plombé, l'haleine fétide. Il s'écoule par les fosses nasales une sérosité jaunâtre, d'une odeur repoussante : les malades sont encore affaiblis par une diarrhée incessante. La gorge est tapissée de fausses membranes épaisses, putrilagineuses, laissant à nu, lorsqu'on les enlève, une muqueuse saignant au moindre contact. Le sang se mêle à l'exsudat et le colore ; la muqueuse elle-même prend une teinte noirâtre, comme gangréneuse. Les ganglions sous-maxillaires sont très engorgés et douloureux ; le tissu cellulaire environnant s'infiltre et déforme le cou tuméfié. Si les voies aériennes sont envahies, les symptômes du croup sont à peine marqués ; la dyspnée, la toux, sont assez peu apparents pour ne pas attirer l'attention du côté du larynx. D'ailleurs ce n'est pas là qu'est le danger, car les malades ne meurent pas asphyxiés : ils succombent empoisonnés. On sait d'une façon certaine que la forme d'infection puerpérale dite diphtérique, s'accompagnant de fausses membranes sur la vulve et dans le vagin, n'est pas produite par le bacille de Löffler. La diphtérie vraie est très rare pendant la grossesse. Bien qu'on ait signalé l'avortement survenant quelque temps après une angine diphtérique, on ne peut dire actuellement quelle est l'influence de cette maladie sur la grossesse.

Diphtéries secondaires. — Quand la diphtérie survient au cours d'une autre maladie, elle prend en général un caractère de malignité très marqué et se localise surtout aux organes qui sont atteints par la maladie primitive. Sa marche est rapide,

surtout lorsqu'elle se termine par la mort. On
peut dire d'une façon générale que la diphtérie
peut compliquer toutes les maladies. Il n'est pas
étonnant que des affections de longue durée, qui
retiennent longtemps les enfants dans un hôpital
où la diphtérie est fréquente, exposent les malades
à une infection par le bacille de Löffler; la tuberculose en est un exemple. Elle a alors une tendance très marquée à la généralisation, et atteint à
la fois la gorge, les fosses nasales, le larynx, les
bronches; souvent les lèvres, la langue, la peau.
Les maladies aiguës, les fièvres éruptives, la coqueluche, la fièvre typhoïde, la pneumonie, etc.,
exposent également à la contagion. Mais quelques-
uns de ces états morbides semblent plus spécialement favoriser le développement de la diphtérie.
Nous allons passer en revue les différents aspects
que présente la diphtérie lorsqu'elle est secondaire
à ces maladies.

On sait maintenant que la diphtérie complique
la scarlatine beaucoup moins souvent qu'on ne le
pensait autrefois. Ce n'est qu'à titre tout à fait
exceptionnel qu'elle survient au début de la scarlatine, car les angines pseudo-membraneuses de
cette période de la maladie ne sont presque jamais
de nature diphtérique. En revanche, les angines
pseudo-membraneuses qui surviennent au plus tôt
dans la deuxième semaine de la scarlatine sont
presque toujours des manifestations de la diphtérie. La scarlatine a jusque-là normalement évolué;
l'éruption, après avoir duré quelques jours, a disparu ainsi que l'angine initiale, la température

est retombée à la normale, la desquamation a
déjà débuté, lorsqu'on voit l'état général s'aggra-
ver, l'enfant pâlir, la fièvre s'allumer, les ganglions du cou se tuméfier. En examinant la gorge,
on la trouve tapissée de fausses membranes grisâtres qui n'y étaient pas les jours précédents.
Cette angine survient souvent dans la seconde
semaine de la maladie, mais elle peut se montrer
aussi beaucoup plus tardivement dans le courant
de la troisième ou quatrième semaine. D'après les
auteurs classiques, les scarlatineux atteints de ces
angines tardives succombent rapidement avec
tous les symptômes de l'empoisonnement diphtérique. Cependant nos observations entraînent cette
conclusion que la diphtérie secondaire à la scarlatine, tout en restant grave, semble entraîner un
pronostic moins sombre qu'on ne le pense généralement; elle peut même affecter une forme bénigne.

Rougeole.   La muqueuse la plus sensible au virus de la rougeole est certainement celle des voies aériennes.
Il n'est donc pas étonnant que ce soit là que frappe
également de préférence la diphtérie secondaire à
la rougeole; le croup en est la manifestation la
plus fréquente. De plus, il est fréquent que les
fausses membranes se montrent en même temps
sur plusieurs points; car la rougeole est de toutes
les maladies celle qui prédispose le plus à la généralisation de la diphtérie. Celle-ci est d'une
extrême gravité : au dessous de deux ans la mort
est presque certaine; les malades meurent d'infection ou de broncho-pneumonie. Il est très
exceptionnel de constater la guérison; elle ne sur-

vient guère que chez des enfants robustes ayant
dépassé la quatrième année, doués d'une excel-
lente santé avant leur rougeole. Encore faut-il que
la rougeole ait évolué régulièrement, que la diphtérie se soit peu étendue, que le croup ait été
opéré sans accident, ou mieux qu'il ait été assez
léger pour que la trachéotomie n'ait pas été nécessaire, enfin que l'inflammation des bronches ne se
soit pas compliquée de broncho-pneumonie.

La diphtérie se montre très rarement au cours
de la coqueluche. Pour les mêmes raisons que
dans la rougeole, les fausses membranes se montrent surtout sur les voies respiratoires; l'angine
isolée est tout à fait exceptionnelle. La diphtérie
apparaît surtout pendant la période spasmodique;
les quintes peuvent alors agir favorablement, en
aidant à l'expulsion des fausses membranes. D'a-
près M. Vaquer, on observe rarement la forme
toxique; mais il faut toujours redouter la broncho-
pneumonie. Contrairement à l'opinion de Trousseau, il ne faut pas hésiter à pratiquer la trachéotomie lorsqu'elle est indiquée : on a, grâce à cette
opération, signalé quelques succès.

La diphtérie secondaire à la fièvre typhoïde et à
la variole se termine en quelques jours par la
mort. Elle se montre toujours dans ces cas sous la
forme hypertoxique.

MARCHE — DURÉE — TERMINAISONS

Lorsque nous avons étudié les formes cliniques de la diphtérie, nous avons vu que cette maladie est complexe et qu'on ne saurait renfermer son évolution dans une description unique. Ici la diphtérie se montre sous un aspect bénin ; elle reste toute locale, ne s'étend pas au-delà du point où elle est apparue. Le malade a un peu de fièvre pendant deux ou trois jours ; les fausses membranes se reforment à peine, puis disparaissent laissant un peu de rougeur de la muqueuse ou du derme. Il ne faut pas plus d'une semaine pour voir disparaître tous ces symptômes, et la gravité de la maladie resterait méconnue, n'étaient la pâleur, l'affaiblissement du malade, la longueur de la convalescence, la menace d'une paralysie, qui dénoncent la diphtérie.

Là la production pseudo-membraneuse est exubérante et devient un danger inquiétant. Rapidement elle s'étend, envahit de nouvelles surfaces, se reproduit dès qu'on l'enlève. L'état général n'est pas bien inquiétant ; mais l'exsudat peut d'un moment à l'autre obstruer les voies aériennes, et l'asphyxie est alors imminente. Cette propriété d'envahissement et de reproduction de la fausse membrane prolonge beaucoup la maladie, qui met deux semaines quelquefois un mois à évoluer.

Ailleurs c'est un malade sans connaissance, livide, le cou et la face démesurément gonflés, la respiration haletante, qui s'éteint peu à peu, véritablement intoxiqué. Il faut souvent un examen attentif pour retrouver la fausse membrane origine de tout le mal. Il n'a fallu que cinq ou six jours, parfois 24 heures seulement, à la diphtérie pour envahir aussi complètement tout l'organisme.

On voit par ces exemples combien est variable la marche de la maladie. Cependant lorsque la fausse membrane ne reste pas absolument localisée au point d'infection primitif, le processus d'envahissement suit une marche assez régulière; on la voit se montrer successivement dans la gorge, les fosses nasales, le larynx, la trachée, les bronches, etc. Si la loi de Bretonneau et de Trousseau voulant que la propagation de la diphtérie se fasse dans un ordre invariable des parties supérieures vers les inférieures n'est pas absolue, elle montre cependant combien ces deux grands observateurs avaient vu juste en admettant une sorte d'auto-inoculation, de contamination successive des parties les plus déclives par un liquide sécrété par la fausse membrane. Évidemment le contage peut cheminer de bas en haut, soit de lui-même, comme dans les cas où il passe du pharynx dans la trompe d'Eustache et du nez dans le canal nasal, soit transporté par les doigts du malade ou de ceux qui le soignent. Mais ces faits ne suffisent par à infirmer la loi de Bretonneau, qui se justifie d'elle-même dans la pratique.

Durée.   C'est dans les limites de deux à trois jours à un mois environ qu'évolue la diphtérie. Nous venons de voir que cette durée est soumise à la forme que prend la maladie ; mais il faut encore rappeler ces cas exceptionnels de diphtéries chroniques ou prolongées, dans lesquels les malades continuent à rejeter des fausses membranes après cinq ou six mois.

Mort.   La mort est la terminaison de la diphtérie dans plus des deux tiers des cas. Elle peut survenir dès le début de la maladie, dès les premiers jours. Elle est alors rapide. Tantôt elle succède à ces angines hypertoxiques à marche foudroyante dans lesquelles le malade succombe à une véritable septicémie suraiguë ; tantôt elle termine une diphtérie qui a promptement envahi les voies aériennes et amené en peu de jours des symptômes asphyxiques menaçants : c'est la diphtérie strangulatoire, contre laquelle la trachéotomie reste impuissante s'il y a de la bronchite pseudo-membraneuse ou si elle se complique de broncho-pneumonie ; tantôt le malade succombe à ces paralysies cardiaques précoces, signalées par Henoch, qui surviennent dès les premiers jours de la maladie et sont toujours fatales.

A la période d'état, c'est encore le plus souvent le croup et la broncho-pneumonie qui emportent le malade plus ou moins rapidement. Lorsqu'il n'existe aucune manifestation diphtérique du côté des voies aériennes, la maladie se termine parfois lentement par une cachexie progressive due tantôt à la nature même de l'intoxication, tantôt aux désordres produits par des infections secondaires, tels que la gangrène, les bubons avec phlegmons du cou, la médiastinite, l'érysipèle ou encore une fièvre éruptive intercurrente.

Enfin en pleine convalescence tout danger n'est pas écarté : c'est à ce moment que surviennent les accidents les plus soudains.

Alors que la maladie semble terminée, la mort survient rapide ou subite, succédant à une myocardite aiguë qui avait évolué insidieusement jusque-là. Une syncope inattendue peut alors en même temps révéler et terminer la maladie ; dans d'autres cas, on voit évoluer en quelques jours tous les symptômes qui dénoncent l'altération profonde de la fonction cardiaque et aboutissent au collapsus terminal. Si la diphtérie a laissé après elle une paralysie quelque légère qu'elle soit, c'est encore la syncope ou l'asphyxie qui menacent le malade. La syncope soudaine succède à une crise bulbaire ou à une paralysie cardiaque. L'asphyxie rapide est toujours imminente lorsque les muscles respiratoires se paralysent. Enfin la mort succède encore à l'asphyxie brusque par introduction d'aliments dans les voies aériennes ou par paralysie complète des muscles du larynx. En pleine convalescence, la broncho-pneumonie peut atteindre et parfois emporter le malade guéri de la diphtérie.

La guérison s'observe très souvent dans les

Guérison.

formes simples de la diphtérie. Malheureusement celles-ci sont loin d'être les plus fréquentes. Tous les malades ne succombent pas à ces diphtéries envahissantes qui constituent la forme infectieuse de Trousseau: on en voit résister au croup, à la trachéotomie, à la broncho-pneumonie, à la paralysie de la convalescence. Mais la forme toxique des auteurs classiques est pour ainsi dire toujours fatale.

La guérison s'annonce par la disparition progressive des fausses membranes, qui réapparaissent de plus en plus lentement; les adénopathies diminuent, l'état général s'amende, et, après une convalescence toujours assez lente, le malade finit par se rétablir complètement.

Rechutes et récidives. Une première atteinte de la diphtérie ne confère au malade ni une immunité permanente ni une immunité temporaire: il est donc sujet à la fois aux rechutes et aux récidives. Il n'est pas rare de voir réapparaître les fausses membranes quelques jours après le début de la convalescence. Ces faits n'ont rien de surprenant, car nous savons que le bacille persiste encore plusieurs jours dans la bouche avec toute sa virulence, alors que les fausses membranes ont complètement disparu.

La reproduction des fausses membranes ne se fait pas toujours au point qui a été primitivement envahi. Il est même assez fréquent de voir le croup succéder ainsi à une angine diphtérique bénigne qui a rapidement guéri. Si on n'a pas observé la première atteinte, et si les anamnestiques ne sont pas fournis avec précision, ne voyant rien dans la gorge, on conclut trop hâtivement à un croup d'emblée. Le croup peut aussi succéder au croup; il existe des sujets sur lesquels on a pratiqué deux fois la trachéotomie.

Souvent la seconde apparition de la diphtérie est plus bénigne que la première; mais cette règle offre de nombreuses exceptions.

Les rechutes peuvent être déterminées par des fièvres éruptives, rougeole ou scarlatine.

On a fréquemment signalé des récidives de diphtérie, et elles peuvent même se répéter plusieurs fois.

PRONOSTIC

Lorsque la fausse membrane reste localisée, qu'elle a peu de tendance à s'étendre et à se reproduire, que les voies aériennes restent indemnes ; lorsque les ganglions avoisinants sont peu engorgés, que l'état général reste bon, qu'il y a peu ou pas d'albuminurie, il y a lieu de croire à la bénignité de la maladie et d'espérer une terminaison favorable. Mais la diphtérie n'en reste pas moins une maladie grave, car même dans ces cas, si légers en apparence, il faut toujours redouter un croup tardif, une myocardite ou une paralysie de la convalescence.

Comme toutes les maladies, la diphtérie comprend trois facteurs de gravité : le malade, la maladie, le milieu dans lequel elle se développe. Il convient d'étudier chacun de ces éléments en particulier.

L'âge du malade est un important élément de pronostic. La diphtérie est particulièrement grave chez le tout jeune enfant et chez l'adulte. La mortalité est surtout considérable avant la troisième année, et à cette époque de la vie il est bien rare de voir guérir le croup.

La santé antérieure du malade est encore une source d'indications importantes. Les sujets lymphatiques ou scrofuleux paraissent présenter un terrain favorable aux infections graves. On connaît la malignité des diphtéries secondaires : nous n'avons pas besoin d'y revenir.

La marche de la diphtérie peut encore être influencée d'une façon capitale par le degré ou la localisation de l'infection par le bacille de Löffler, par le degré d'intoxication par le poison diphtérique, par la nature des infections secondaires qui surviennent à titre de complications.

Maladie.

On reconnaît la vitalité et la prolifération exubérantes du bacille spécifique à l'extension rapide des fausses membranes, qui, après avoir tapissé toute l'arrière-gorge, remontent dans les fosses nasales pour s'étendre ensuite au larynx et aux bronches. Ces dernières localisations sont d'une gravité spéciale à cause des troubles mécaniques qui les accompagnent nécessairement. Quant au coryza pseudo-membraneux, il est toujours d'un mauvais pronostic, car il témoigne de l'intensité de l'infection. Souvent la virulence toute spéciale du bacille est déjà localement dénoncée par l'apparence putrilagineuse, parfois gangréneuse, que prennent les fausses membranes.

Infection bacillaire

Le poison ne tarde pas à faire sentir son action sur tout l'organisme. Tandis que la fièvre, surtout au début de la maladie, et l'albuminurie sont d'une faible ressource pour éditer le médecin sur le

Intoxication.

degré d'empoisonnement, il existe une série de
symptômes précieux, tels que l'engorgement ganglionnaire, la pâleur du visage, l'abattement du
malade, les hémorragies des premiers jours, surtout ce suintement incessant de la bouche et de la
gorge qui est l'indice à peu près certain d'une
terminaison fatale. Mais l'intoxication peut être
plus lente, plus insidieuse; elle laisse au malade
le temps d'entrer en convalescence, puis tout à
coup se manifeste par l'apparition des symptômes
d'une myocardite ou d'une paralysie. C'est au
début de la convalescence qu'il faut particulièrement surveiller le cœur, dont les lésions les plus
profondes ne s'annoncent que par des troubles
légers en apparence, gêne précordiale, palpitations, lipothymies. De même, une paralysie qui
débute par une gêne insignifiante de la déglutition
peut rapidement se généraliser et emporter le
malade en quelques jours.

Des infections secondaires peuvent déterminer
de véritables septicémies, en même temps qu'elles
exaspèrent la virulence du bacille diphtérique;
la pâleur extrême du visage, la déformation du
cou, qui est infiltré, l'écoulement jaunâtre sanieux
et fétide par les fosses nasales, l'agitation ou la
somnolence, l'affaiblissement général, ne laissent
pas de doute sur l'issue de la maladie.

La gangrène, qui peut compliquer la diphtérie,
témoigne plus de la déchéance de l'organisme du
malade que de la gravité de la maladie elle-même.
Elle n'en est pas moins d'un pronostic sérieux.

On s'accorde en général à reconnaître que les

érythèmes infectieux qui surviennent au début de la diphtérie n'influent en rien sur la marche de la maladie. Il n'en est plus de même des érythèmes tardifs, qui sont presque toujours les précurseurs d'une mort prochaine.

La broncho-pneumonie est une des complications les plus graves de la diphtérie. Nous avons vu combien les signes physiques sont d'un faible secours pour en assurer le diagnostic. C'est surtout la coïncidence d'une forte élévation de température avec des troubles dyspnéiques marqués qui aideront à reconnaître cette affection, qui se termine 90 fois sur 100 par la mort. Elle est d'autant plus menaçante qu'elle apparaît plus tôt. Elle est particulièrement grave chez les très jeunes enfants, ou encore dans les cas de croup qui compliquent la rougeole.

De mauvaises conditions hygiéniques, un logement insuffisant, trop étroit, mal aéré, l'encombrement, le défaut de propreté, de nourriture, de soins, assombrissent encore le pronostic. Le danger s'aggrave lorsqu'il s'agit de certaines épidémies de diphtérie particulièrement meurtrières, ou que la maladie survient dans des villes, telles que Paris ou Berlin, où elle présente, à l'état endémique, une malignité toute spéciale.

Enfin on sait qu'en général la diphtérie est plus menaçante en hiver et au printemps, pendant les saisons froides et humides, et dans certains pays du Nord tels que la Suède, la Norvège, le Danemark et l'Allemagne septentrionale.

DIAGNOSTIC

Les éléments sur lesquels se base le diagnostic de la diphtérie sont d'importance diverse. Le principal sans contredit est la constatation d'une fausse membrane, c'est-à-dire d'un exsudat fibrineux, de coloration blanchâtre ou grisâtre, assez adhérent aux parties sous-jacentes, formant, lorsqu'on l'enlève, un lambeau étendu, se reproduisant après ablation, et ne se dissolvant pas dans l'eau. Il faut tenir compte aussi du siège de cet exsudat : l'angine étant la manifestation la plus fréquente de la diphtérie, la présence d'un produit pseudo-membraneux sur les amygdales ne laisse guère de doutes, surtout s'il s'étend sur les piliers du voile du palais et la luette.

L'engorgement des ganglions correspondant à la région envahie par la fausse membrane, la pâleur, l'affaiblissement général du malade, l'albuminurie, peuvent encore donner de précieuses indications. La paralysie de la convalescence elle-même, par son allure et son évolution spéciales, autorise parfois

un diagnostic rétrospectif, alors que toute autre
manifestation de la diphtérie a disparu.

Mais ces symptômes caractéristiques ne sont pas
toujours très apparents. Chez les très jeunes enfants
particulièrement, la maladie serait fréquemment
méconnue, si l'on n'appliquait rigoureusement le
précepte de Trousseau, qui conseille d'examiner la
gorge chaque fois qu'un enfant est malade et que
son état est mal caractérisé. Il est même prudent
de pratiquer cet examen non seulement au début,
mais encore dans le cours de chaque maladie, la
diphtérie pouvant survenir insidieusement à titre
d'infection secondaire.

D'un autre côté chacun des éléments du diagnostic peut faire défaut. Nous ne parlerons que
pour mémoire de ces angines sans fausses membranes qu'on observe au cours de certaines épidémies. Elles alternent avec des manifestations
pseudo-membraneuses, et, gagnées au contact d'une
diphtérie incontestable, elles transmettent une angine à exsudat caractéristique. Mais ces « diphtéries
sans diphtérie » sont trop exceptionnelles pour
nous occuper longtemps. En revanche, il n'est pas
très rare de voir la fausse membrane apparaître
discrète et se détacher pour ne plus se reformer en
moins d'un jour, quelle que soit d'ailleurs la gravité
de la diphtérie, et sans que la nature éphémère de
symptômes locaux caractéristiques ait une influence
quelconque sur l'évolution de la maladie. Ailleurs,
et surtout dans les formes bénignes de la diphtérie,
c'est l'engorgement ganglionnaire qui fait défaut,
c'est l'état général qui se conserve satisfaisant, c'est

l'albuminurie qui manque. Une éruption d'herpès sur les lèvres ou les narines vient encore augmenter l'hésitation du médecin, car, si elle accompagne généralement l'angine herpétique, on l'a fréquemment vue coïncider avec les diphtéries les moins douteuses.

Il ne suffit pas toujours de déterminer exactement la nature de la maladie ; certaines de ses manifestations ou de ses complications, et ce sont souvent les plus graves, sont insidieuses, masquées par les symptômes concomitants, ou bien donnent le change pour une maladie nouvelle ; et cependant il est de toute importance de les reconnaître dès le début pour établir un pronostic exact. Il faut souvent rechercher avec soin et à plusieurs reprises la myocardite ou la paralysie, les érythèmes ou la broncho-pneumonie, pour constater leur présence et leur attribuer leur valeur précise.

Le diagnostic de la myocardite aiguë diphtérique est fort difficile. Chez l'enfant qui, en pleine convalescence, est subitement emporté par une syncope, la cause de l'accident terminal est bien difficile à déterminer et à distinguer d'une paralysie cardiaque, si l'on n'a constaté auparavant une faiblesse extrême du pouls accompagnée d'intermittences cardiaques. Chez l'adulte les symptômes évoluent moins rapidement : c'est d'abord une douleur précordiale angoissante, de l'excitation cardiaque, bientôt suivie de faiblesse de l'organe avec irrégularité et mollesse du pouls, dyspnée, collapsus et syncopes répétés. Malheureusement ces symptômes peuvent accompagner des complications pleuro-pulmonaires ou péricardiques, et il faudra pouvoir éliminer celles-ci par un examen attentif avant de conclure à une myocardite aiguë.

La paralysie diphtérique est en général facile à reconnaître, surtout si on a constaté les manifestations de la diphtérie qui l'ont précédée. Cependant la paralysie à forme bulbaire, qui débute si brusquement par une dyspnée violente pour se terminer rapidement après une ou plusieurs syncopes, reproduit si exactement les symptômes de la myocardite aiguë, qu'il faut attendre l'examen anatomique pour se prononcer, lorsque ces accidents n'ont pas été accompagnés d'une paralysie du voile du palais ou des membres. Dans les cas exceptionnels où la paralysie reste localisée aux membres inférieurs, sans jamais avoir atteint aucun autre organe, elle se distingue de certaines paralysies par névrite périphérique, particulièrement de la paraplégie alcoolique, par l'absence de douleurs et surtout d'atrophie musculaire. Elle rappelle parfois, mais si grossièrement la paralysie générale, la paralysie glosso-labio-laryngée, des troubles méningitiques, la sclérose en plaques ou l'ataxie locomotrice, qu'il suffit de déterminer son évolution et ses commémoratifs pour éviter de pareilles confusions.

Diagnostic de la paralysie diphtérique.

Les érythèmes qui se montrent au cours de la diphtérie sont souvent si fugaces qu'il faut les rechercher attentivement pour ne pas les laisser passer inaperçus. Dans d'autres cas, ils sont assez prononcés pour simuler l'exanthème d'une fièvre éruptive. L'érythème scarlatiniforme non desquamatif se distingue de l'éruption de la scarlatine

Diagnostic des érythèmes diphtériques.

par l'absence de symptômes généraux, de modifications de la langue et de la gorge et enfin de desquamation. Quant à l'érythème scarlatiniforme desquamatif, il s'en distingue beaucoup moins facilement: la simultanéité et la coexistence prolongée de la desquamation et de l'éruption et leur caractère récidivant sont les principaux signes différentiels.

Diagnostic de la broncho-pneumonie diphtérique. — Nous avons déjà vu combien les signes physiques sont de peu de secours pour reconnaître l'invasion de la broncho-pneumonie au cours de la diphtérie. Une fièvre vive, une dyspnée marquée et continue avec battement des ailes du nez, alors qu'il y a peu ou pas d'accès de suffocation ni de tirage, sont des symptômes autrement précieux que ceux qui sont fournis par l'auscultation ou la percussion.

Diagnostic différentiel de la diphtérie. — Il est deux catégories d'affections qui peuvent être confondues avec la diphtérie. La première comprend un certain nombre de maladies qui, soit par leur aspect objectif, soit par leurs signes fonctionnels, rappellent certaines manifestations de la diphtérie; nous allons rapidement les passer en revue. La seconde reproduit aussi fidèlement que possible le tableau symptômatique de la diphtérie; la fausse membrane elle-même s'y retrouve avec tous ses caractères physiques et histologiques. Cette dernière catégorie comprend toute une série de faits actuellement encore à l'étude, mais qu'on commence à classer sous le nom de *fausses diphtéries*. Nous nous réservons de leur consacrer un paragraphe spécial à la fin de ce chapitre.

C'est dans la gorge et dans la bouche que se

montre le plus fréquemment la diphtérie, et la muqueuse de cette région est sujette à nombre d'affections produisant à sa surface un exsudat blanchâtre, dont les caractères et le siège sont bien faits pour inspirer des craintes au médecin.

Il suffit de signaler l'angine érysipélateuse, les pustules varioliques de la bouche et du voile du palais ; ces localisations sont tout à fait rares, et d'ailleurs, avec un examen attentif, on peut distinguer l'aspect de l'épithélium décollé provenant des phlyctènes ou des pustules qui se sont rompues, d'une véritable fausse membrane.

Il faut se rappeler encore qu'à la suite de l'amygdalotomie, la tranche de section des amygdales se recouvre d'un enduit grisâtre adhérent, qui ne dure pas plus d'un ou deux jours. Il suffit de connaître ce fait pour éviter l'erreur possible.

Le muguet ressemble rarement à la diphtérie ; cependant il peut s'étendre à la gorge, et même s'y localiser exclusivement et donner lieu à première vue à des hésitations. La constitution de son enduit grumeleux les tranchera rapidement. D'ailleurs, en cas de doute, il suffit d'en prendre une parcelle, de l'écraser sur une lamelle et de la traiter par la potasse pour voir au microscope le mycélium et les spores de l'*oïdium albicans*.

L'éruption d'hydroa se fait parfois sur les muqueuses, spécialement sur la muqueuse buccale. Elle s'y caractérise par des exulcérations superficielles recouvertes d'une fine fausse membrane d'aspect blanchâtre. Mais on trouve généralement en même temps des bulles caractéristiques aux extrémités des membres. D'ailleurs, ni les symptômes généraux ni l'engorgement ganglionnaire ne sont comparables à ce qu'on rencontre dans la diphtérie, et la pellicule blanchâtre ne se reproduit pas lorsqu'elle a été enlevée.

On a vu la stomatite ulcéro-membraneuse s'étendre jusque dans la gorge. Mais alors la lésion est généralement unilatérale ; on retrouve des ulcérations recouvertes de plaques membraneuses jaunâtres sur la face interne de la joue, sur les gencives et les lèvres. Ces plaques sont très adhérentes à la muqueuse qui contribue à les constituer ; l'haleine est fétide, la salivation abondante.

L'angine pultacée se reconnaît aisément à son enduit crémeux, si facile à enlever, qui recouvre les amygdales seulement et ne s'étend pas au-delà.

Beaucoup plus difficile est le diagnostic de l'herpès bucco-pharyngé. Les signes objectifs sont ici tout à fait insuffisants pour assurer le diagnostic. On signale bien la blancheur éclatante, l'adhérence très marquée, le contour policyclique de l'exsudat formé par la confluence des vésicules d'herpès ; cet exsudat ne se reforme pas lorsqu'on l'a enlevé. Mais aucun de ces signes n'est absolu ; ils peuvent tous se retrouver dans la diphtérie. En général, l'herpès s'annonce par une fièvre vive accompagnée de frisson et de céphalalgie intense ; l'engorgement ganglionnaire est peu marqué et ne survient que tardivement : l'albuminurie fait défaut dans la plupart des cas, et il est de règle de constater la coïncidence d'une éruption d'herpès sur les lèvres, sur les narines ou sur le menton

Malgré l'abondance de ces signes différentiels, le diagnostic avec une diphtérie à forme bénigne est souvent impossible ; il faut alors adopter l'hypothèse la plus grave, et se conduire comme si le malade était sûrement diphtérique.

Lorsque la diphtérie passe de la gorge au larynx, on est averti de la nature de la lésion laryngée par la constatation de l'angine spécifique persistante. Mais il n'en est plus de même dans les cas de croup d'emblée, ou encore lorsque le médecin n'a pu constater l'angine, qui a disparu sans laisser de trace. La diphtérie ne se révèle plus que par l'obstacle mécanique qu'elle apporte aux fonctions respiratoires. Or, chez l'enfant, les affections qui déterminent des symptômes analogues sont en grand nombre, en raison même du faible diamètre de la glotte à cet âge. Il n'est qu'un signe pathognomonique de la diphtérie exclusivement localisée au larynx : c'est l'expectoration d'une fausse membrane, et il fait souvent défaut.

Dans la laryngite striduleuse, le premier accès de suffocation survient pour ainsi dire d'emblée pendant la nuit ; c'est à peine si dans la journée précédente l'enfant présentait un peu de coryza ou d'enrouement. Dans l'intervalle des accès, la voix est rarement altérée, la toux est sonore, la respiration calme ; tandis que dans le croup la voix et la toux s'éteignent rapidement et définitivement, la dyspnée devient plus intense à mesure que les accès se répètent, et ne présente jamais de rémission complète.

L'abcès rétro-pharyngien, l'œdème de la glotte

peuvent aussi rétrécir le canal laryngien au point de donner lieu à des symptômes asphyxiques très analogues à ceux du croup. Il ne faudra pas négliger d'explorer le pharynx et la partie supérieure du larynx avec le doigt introduit dans la gorge, dès qu'il y aura lieu de soupçonner la nature de la maladie.

Il est à peine utile de signaler les corps étrangers des voies aériennes, qui donneront bien rarement lieu à des symptômes analogues à ceux du croup ; des accès de suffocation très intenses débutent immédiatement après l'ingestion du corps étranger et se répètent à intervalles rapprochés. L'aggravation n'est pas progressive comme dans la laryngite diphtérique. D'ailleurs, les anamnestiques éclairent presque toujours le diagnostic.

Lorsque la diphtérie prolonge ses fausses membranes dans les bronches, on ne peut guère reconnaître l'extension du mal qu'au rejet d'une fausse membrane reproduisant un véritable moulage de l'arbre bronchique.

La diphtérie qui se développe sur les autres muqueuses, fosses nasales, conjonctive, organes génitaux est d'un diagnostic très aisé qui n'offre rien de spécial.

Lorsqu'elle se montre sur la surface cutanée, elle est rarement primitive : cette manifestation est précédée d'une des localisations habituelles, angine ou croup. Si cependant la diphtérie débute par la peau, il ne faut pas oublier que les vésicatoires mal tenus, les plaques d'impétigo mal soignées, se recouvrent parfois d'un exsudat grisâtre, qui pourrait prêter à confusion. Mais dans ce cas les soins de propreté les plus élémentaires ne tardent pas à rendre à la plaie son aspect normal, et l'exsudat ne se reproduit pas.

Fausses diphtéries. — Les affections que nous venons d'énumérer se rapprochent plus ou moins de la diphtérie, mais il est presque toujours possible de les en distinguer objectivement Il n'en est plus de même des maladies que nous allons étudier. Elles reproduisent complètement le tableau clinique de la diphtérie et ne s'en écartent que par leur marche et leur pronostic; souvent même l'examen bactériologique de la fausse membrane est absolument nécessaire pour lever les doutes.

Chez un scarlatineux qui dans les deux ou trois premiers jours de la maladie a eu une angine érythémateuse, parfois accompagnée de dépôt pultacé, on voit, le lendemain ou le surlendemain de l'éruption, l'aspect de la gorge se modifier. Des points blanchâtres lenticulaires se montrent à l'orifice des cryptes amygdaliens. Ces points épais ne tardent pas à se rejoindre et à former un enduit un peu crémeux, d'aspect encore pultacé, ayant peu de résistance. Généralement, le lendemain le doute n'est plus permis : il s'agit bien de fausses membranes qu'on enlève en larges lambeaux. D'ailleurs elles se sont étendues, ont envahi les piliers du voile du palais, sa surface ou bien la luette qu'elles engaînent, parfois même le fond du pharynx. Très blanches au début, d'une blancheur parfois éclatante, elles deviennent ensuite grisâtres ou jaunâtres, parfois semées de taches noires qu'y laissent de petites hémorragies. De plus, elles offrent ce caractère d'être très adhérentes à la muqueuse et difficiles à détacher. Après ablation elles se reproduisent en quelques heures. Souvent lorsqu'on les enlève, la muqueuse saigne assez abondamment; et lorsqu'on en a complètement nettoyé la surface, on la voit érodée, profondément déchiquetée. La température s'élève ou reste élevée. La disphagie, le nasonnement, sont prononcés. Cet état assez inquiétant de la gorge n'est pas sans s'accompagner d'engorgement des ganglions sous-maxillaires. Exceptionnellement l'angine s'accompagne de coryza couenneux ou de laryngite pseudo-membraneuse, ou est suivie de paralysie du voile du palais. Suivant le degré d'extension des fausses membranes, suivant la gravité des symptômes généraux, suivant la part d'infection de l'organisme qui paraît revenir à l'angine, on peut, croyons-nous, distinguer trois formes à cette angine. Dans la *forme bénigne*, les fausses membranes sont généralement peu étendues et n'ont pas de propension à gagner du terrain, l'adénopathie sous-maxillaire est à peine marquée, il ne survient pas de complication dépendant de l'angine; l'état général est très satisfaisant, et la fièvre dure à peine quelques jours, à moins que la scarlatine ne soit maligne par elle-même. Les fausses membranes peuvent d'emblée envahir à la fois les amygdales et la luette, mais elles se reforment peu, disparaissent rapidement; l'angine ne provoque ni accident, ni symptômes généraux. La *forme grave* se caractérise non seulement par l'extension rapide des fausses membranes,

par leur persistance, par l'intensité de l'engorgement des ganglions sous-maxillaires, mais encore
par la longue durée de l'angine, qui, dans les cas
que nous avons observés, a duré de neuf jours à
vingt-trois jours, à cause de la prolongation de la
fièvre et des symptômes généraux, et des complications presque constantes qui surviennent (broncho-pneumonie, rhumatisme, néphrite, bubons,
otites, impétigo, etc.). Cette forme n'entraine pas
la mort par elle-même, mais elle aggrave le pronostic, en prolongeant la convalescence. Elle contribue certainement à hâter la terminaison fatale
dans les scarlatines malignes, qu'elle complique
fréquemment. Si, dans les formes qui précèdent,
les symptômes indépendants de l'angine tiennent
encore le rôle le plus important dans la scène
morbide, il n'en est plus de même pour la *forme
septique*. Une éruption atypique à peine marquée,
fugace, telle est la signature souvent peu nette de
la scarlatine. Les autres symptômes ne dépendent
que de l'angine, qui semble constituer à elle seule
toute la maladie. De là le nom de *forme angineuse*
de la scarlatine qu'on lui donne souvent. Il suffit
de se reporter aux descriptions les plus complètes
de l'angine diphtérique hypertoxique pour trouver
l'image fidèle de l'angine septique de la scarlatine.
Nous avons établi l'existence de ces différentes
formes par de nombreux examens bactériologiques.
Par le procédé d'ensemencement en stries sur le
sérum gélatinisé et sur la gélose, nous avons fait
l'examen bactériologique de 19 cas d'angines
pseudo-membraneuses du début de la scarlatine.

Une seule de ces angines était de nature diphtérique, dans les 18 autres cas, on ne put constater
de colonie du bacille de Löffler, mais la présence
du streptocoque pyogène était constante dans la
fausse membrane.

Il est acquis aujourd'hui que presque jamais
l'angine pseudo-membraneuse du début de la
scarlatine n'est de nature diphtérique; cette affir-
mation s'appuie sur 45 cas, dans lesquels l'examen
bactériologique a été fait avec toute la rigueur
nécessaire, c'est-à-dire par l'ensemencement sur
sérum. Dans 44 de ces cas, on n'a jamais trouvé de
bacille de la diphtérie; ils se décomposent ainsi :
4 ont été examinés par Löffler, 1 par MM. d'Espine
et Marignac, 11 par M. Morel, 7 par M. Tangl, 3 par
M. Martin et 18 par nous.

Nous avons vu, en nous occupant des diphtéries
secondaires, que l'angine pseudo-membraneuse
tardive de la scarlatine était presque toujours de
nature vraiment diphtérique. Sur 6 cas avec
examen bactériologique, dont 1 appartient à Löffler, 1 à M. Morel et 4 à nous, il s'agissait 5 fois de
diphtérie; dans le sixième cas, qui a été rapporté
par nous, il s'agissait d'un enfant de 3 ans qui avait
eu une scarlatine normale et était entré en convalescence, lorsque, au vingt-septième jour, il eut de
la fièvre et de la rougeur de la gorge, puis de véritables fausses membranes grisâtres sur les deux
amygdales, sur le pilier antérieur droit du voile du
palais et sur la base de la luette. L'angine dura dix
jours, et guérit bien, sans qu'il survînt de complication ni d'albuminurie. L'examen bactériologique

montra que les fausses membranes ne contenaient pas de bacille de Löffler, mais des streptocoques en grande abondance. Il s'agit donc là d'un cas de fausse diphtérie survenu très tardivement au cours de la convalescence d'une scarlatine.

Mais existe-t-il des signes cliniques suffisants pour distinguer ces fausses diphtéries de la scarlatine de la diphtérie vraie? Nous allons énumérer les signes différentiels qu'on donne habituellement et en discuter la valeur :

1° Au début de la scarlatine, les fausses membranes ont une coloration blanche éclatante, et non grisâtre comme dans la diphtérie; elles sont friables, s'émiettent pour ainsi dire lorsqu'on essaie de les arracher et ne s'enlèvent pas en larges lambeaux.

Ce fait est vrai pour les angines pseudo-membraneuses de la scarlatine au premier ou au deuxième jour de leur apparition, il cesse de l'être ensuite. D'ailleurs ne voit-on pas aussi la diphtérie produire des fausses membranes tout à fait blanches?

2° Le voile du palais, la luette, ne sont envahis que dans la diphtérie.

De nombreux examens bactériologiques ont aujourd'hui prouvé le contraire.

3° L'angine scarlatineuse provoque la nécrose des muqueuses qu'elle atteint, et l'ulcération accompagne souvent la formation pseudo-membraneuse.

Cette ulcération est souvent bien difficile à constater. D'ailleurs elle peut compliquer, à titre exceptionnel il est vrai, l'angine diphtérique primitive.

4° Les adénopathies sous-maxillaires peuvent se terminer par suppuration dans l'angine scarlatineuse.

Mais n'en est-il pas de même parfois dans la diphtérie?

5° L'albuminurie est plus rare que dans l'angine diphtérique.

Cela est certain, et cependant il arrive assez souvent qu'il y ait un léger degré d'albuminurie au début d'une scarlatine.

6° L'état général est beaucoup moins atteint que dans la diphtérie, le teint beaucoup moins pâle, la dépression des forces beaucoup moins marquée.

Voilà certainement le meilleur signe distinctif, et pourtant il existe des diphtéries bénignes qui évoluent sans que la santé des malades paraisse fortement atteinte. D'autre part dans la forme septique de l'angine scarlatineuse l'état général est aussi mauvais que possible.

On voit bien par cette discussion combien le diagnostic est souvent difficile, sinon impossible, entre deux affections qui présentent tant d'analogies.

Fausse diphtérie puerpérale. On sait qu'il est une forme d'infection puerpérale improprement dénommée « diphtérie puerpérale », dans laquelle on observe sur la vulve, le vagin, la muqueuse de l'utérus ou des trompes, ou même sur les séreuses, de véritables fausses membranes fibrineuses. Elles s'accompagnent souvent de suppurations. Cette exsudation fibrineuse

présente des caractères très analogues à ceux qui
sont produits par la diphtérie; mais M. Widal les
en a nettement distingués en montrant que, tandis
que les fausses membranes de la diphtérie sont
produites par le bacille de Löffler, celles de l'infection puerpérale sont dues au streptocoque
pyogène.

Il n'est pas très rare de constater chez les syphilitiques, quelquefois à la surface d'un chancre infectant, plus souvent sur des syphilides secondaires, une fausse membrane épaisse, grisâtre,
adhérente, très analogue à l'exsudat diphtéritique.
Lorsqu'elle ne forme qu'un simple enduit grisâtre,
c'est la papule opaline ; plus épaisse, lamelliforme,
opaque, d'un blanc mat, c'est la papule porcela-
nique de Fournier. C'est en général sur les organes
génitaux, mais plus particulièrement chez la
femme, qu'on observe les lésions syphilitiques
ainsi recouvertes de fausses membranes; elles
peuvent aussi se rencontrer dans la gorge et simuler l'angine diphtéritique d'une façon frappante.
L'erreur de diagnostic a été fréquemment com-
mise, et elle s'explique d'autant mieux que le début
de ces angines diphtéroïdes de la syphilis s'accompagne d'engorgement des ganglions sous-
maxillaires et de symptômes généraux parfois
très marqués : malaise, frissons, céphalalgie,
température élevée, teint pâle et terreux.

Les signes cliniques qui permettent de différencier les syphilides pseudo-membraneuses de la
diphtérie ne sont pas constants. Les caractères
objectifs de la fausse membrane sont les mêmes

dans les deux affections. Cependant, dans la plupart des cas, la couenne diphtérique se laisse assez bien détacher avec un pinceau, tandis que l'exsudat syphilitique résiste à un simple frottement. La muqueuse sous-jacente est presque toujours intacte dans la diphtérie; elle saigne facilement, présente souvent des ulcérations, lorsqu'il s'agit de syphilis. Lorsque la diphtérie s'étend, elle gagne assez aisément le pharynx postérieur et les voies aériennes. La syphilide diphtéroïde respecte généralement le larynx et ne dépasse guère les piliers antérieurs du voile du palais. On peut constater dans la syphilis des fausses membranes sur le palais osseux, alors que cette localisation est exceptionnelle dans la diphtérie. La pâleur, l'aggravation persistante de l'état général, la présence d'albumine dans les urines, sont des symptômes qui dénoncent plutôt la diphtérie, tandis que l'aveu d'antécédents syphilitiques et surtout la constatation de syphilides secondaires concomitantes plaident en faveur de la syphilis. En résumé, on voit que si le diagnostic clinique est assez souvent aisé, il devient difficile pour ne pas dire impossible dans bon nombre de cas. D'ailleurs, on conçoit qu'il puisse y avoir coïncidence des deux infections, une angine diphtérique survenant chez un sujet syphilitique en pleine période secondaire.

Fausses diphtéries primitives.

Nous rangeons parmi les fausses diphtéries primitives toutes les affections diphtéroïdes qui surviennent en dehors d'un état pathologique préexistant ou concomitant. La création de ce groupe distinct a été récemment justifiée par quelques recherches bactériologiques. **MM.** Roux et Yersin ont constaté plusieurs cas d'angines pseudo-membraneuses primitives qui n'étaient pas de nature diphtérique. M. Ménétrier en a signalé un cas dans lequel il a isolé le pneumocoque. M. Netter a d'ailleurs signalé aussi la présence du pneumocoque dans les fausses membranes laryngées, alors qu'il n'y avait pas de bacille de Löffler. Nous avons nous-même étudié en 1890 deux cas de ces fausses diphtéries, l'un à l'hôpital Lariboisière, l'autre dans le service de M. Sevestre à l'hôpital Trousseau, dans ces deux cas, les fausses membranes, qui ne contenaient pas de bacilles de Löffler, nous ont donné des cultures de streptocoque pyogène. M. Netter, de son côté, a constaté un cas d'angine diphtéroïde à streptocoques et à staphylocoques. M. Baginski a trouvé, sur 93 cas, 68 angines à bacilles de Löffler et 15 angines à streptocoques et à staphylocoques. Des exemples de ces fausses diphtéries ont encore été donnés par M. Morel, par M. Mussy et par M. Martin.

Si la plupart des cas se comportent cliniquement comme des diphtéries bénignes, quelquefois, ces fausses diphtéries se sont accompagnées de symptômes généraux graves, d'érythèmes infectieux, d'engorgement ganglionnaire considérable et se sont terminées par la mort.

MM. Sevestre et Gaston ont observé chez les enfants débilités, surtout dans le cours ou à la suite de la rougeole et de la coqueluche, mais aussi indépendamment de ces maladies, une stomatite diphtéroïde qui se caractérise par les signes sui-

vants : des plaques blanchâtres, opaques, très
adhérentes, faisant corps avec la muqueuse apparaissent à la face interne des lèvres ou sur leur
bord libre. Elles se localisent exclusivement sur
ces points ou s'étendent secondairement à d'autres
parties de la muqueuse buccale. Ces plaques coïncident souvent avec du coryza chronique ou de
l'impétigo de la face. Elles guérissent en six ou
huit jours et ne présentent aucune gravité. Cette
stomatite reste toujours localisée à la muqueuse
buccale sans dépasser le bord libre du voile du
palais, ce qui ne se voit guère dans la diphtérie.
L'éruption de plaques diphtéroïdes se fait pour
ainsi dire en un seul temps, et l'on n'observe pas
l'envahissement progressif si fréquent dans la
diphtérie. Un autre élément de diagnostic est fourni
par l'adhérence intime de l'exsudat diphtéroïde
à la muqueuse sous-jacente. Dans tous les cas,
l'examen bactériologique a montré l'existence
constante et à peu près exclusive du staphylocoque doré dans les fausses membranes.

ANATOMIE PATHOLOGIQUE

Nous avons à étudier successivement les lésions provoquées par le bacille diphtérique, celles qui sont dues à l'action de la toxine produite par le bacille, enfin celles qui résultent des infections secondaires qui surviennent au cours de la diphtérie.

Lésions dues au bacille diphtérique. — Nous savons déjà que le bacille diphtérique ne produit qu'une lésion, c'est la fausse membrane. Nous avons déjà étudié les caractères physiques, les diverses localisations des fausses membranes dans les régions accessibles à la vue; nous n'y reviendrons pas. Lorsque dans les autopsies on étudie les fausses membranes qui ont envahi les voies aériennes, larynx, trachée et bronches, on voit qu'elles ont pris la forme de ces organes; elles les tapissent d'une façon continue ou par plaques espacées. On les rencontre principalement à la base de l'épiglotte, sur les ligaments aryténo-épiglottiques, à la partie inter-aryténoïdienne, dans les ventricules, à la face supérieure des cordes vocales. Dans la trachée, elles tapissent surtout la paroi postérieure. On peut encore trouver des fausses membranes dans les sinus de la face, la trompe d'Eustache, l'oreille moyenne, où elles se moulent sur les parois. Il est très rare d'en observer dans le tube digestif. Dans l'œsophage, elles s'allongent en bandelettes, tapissant l'organe dans toute sa longueur, ou bien en cylindres plus ou moins longs. Dans l'estomac, ce sont des tractus très minces, ou des rubans courant du cardia au pylore; dans l'intestin, elles s'étalent en plaques ou s'arrondissent en cylindres complets ou incomplets.

Au point de vue chimique, la fausse membrane se compose des éléments suivants: de la fibrine; une substance amorphe; de la mucine et des matières grasses. Une étude plus intéressante à cause de ses conséquences pratiques est celle de l'action des agents chimiques sur l'exsudat. Les acides ont presque tous peu d'action sur lui : c'est ainsi que les acides chlorhydrique, nitrique, phénique, sulfurique, acétique, ne peuvent dissoudre la fausse membrane, tandis qu'on obtient ce résultat avec l'acide citrique et surtout l'acide lactique. Une fausse membrane abandonnée dans une solution d'acide lactique à 5 p. 100 se dissout en quelques minutes. Il en est de même avec les alcalis, la potasse, la soude et la chaux. L'eau de chaux a une action aussi rapide que l'acide lactique, et on peut obtenir des résultats encore meilleurs avec une solution de soude caustique dans la glycérine.

Bretonneau le premier a établi la nature fibrineuse de la fausse membrane et démontré qu'elle n'était pas constituée par une eschare de la muqueuse sous-jacente.

Depuis lors, on a expliqué la formation et la constitution de la fausse membrane de deux façons. Pour les uns, il s'agit d'une exsudation fibrineuse ; pour les autres, d'une transformation spéciale de l'épithélium de la muqueuse.

La première théorie est soutenue par l'Ecole française, par Bretonneau, Trousseau, Laboulbène, Robin, qui admettent une exsudation de fibrine, emprisonnant, lors de sa coagulation, des éléments épithéliaux, de la matière grasse et des produits d'inflammation. Elle a été reprise plus tard sous une forme à peu près identique par Stendener, Boldyrew, Senator, Rindfleisch, Heubner, Œrtel. La deuxième théorie appartient à l'Ecole allemande. Elle a été d'abord émise par Virchow ; mais c'est Wagner qui lui a donné le plus de développement. Les idées de Wagner méritent d'être assez complètement exposées. Suivant lui dans les fausses membranes du pharynx le réticulum clair homogène, dont les mailles renferment des cellules lymphoïdes, proviendrait directement d'une métamorphose particulière des cellules épithéliales pavimenteuses. Celles-ci se gonflent ; il se développe autour du noyau de petits espaces clairs ronds ou ovales, qui augmentent de volume en déformant la cellule. En même temps, le protoplasma résiste davantage aux réactifs et se rapproche de la fibrine par sa composition chimique, tandis que le noyau disparaît. La déformation du protoplasma cellulaire s'accentue progressivement ; il s'allonge et forme des filaments ramifiés en bois de cerf, se soudant à ceux qui partent des cellules voisines et formant ainsi un réseau continu. Les cellules les plus superficielles de la couche épithéliale ne participent pas à ces altérations.

Au-dessous de la glotte et dans la trachée, l'exsudat aurait encore une origine épithéliale. Mais comme il s'agit de cellules cylindriques, le réticulum est plus serré. Wagner reconnaît que cette transformation des cellules cylindriques est bien plus difficile à voir.

D'après Leloir, il faut chercher la vérité dans une sorte d'éclectisme, l'altération épithéliale constituant un stade de début, l'exsudation fibrineuse répondant à une étape plus avancée. Pendant la période catarrhale de l'angine diphtérique, alors qu'il n'y a encore que de la rougeur des amygdales, l'épithélium se gonfle, puis ses cellules se soudent entre elles, et la fausse membrane se forme aux dépens d'une transformation et d'une déformation épithéliale différente de celle décrite par Wagner, mais aboutissant au même résultat, un réticulum épithélial. Ainsi se trouve formé un réseau renfermant dans ses mailles des leucocythes et de la fibrine à l'état filamenteux. Si la durée de la fausse membrane est éphémère et si la guérison est rapide, le processus s'arrête là; il se fait une désintégration complète de l'exsudat, qui disparaît, et il se reforme un épithélium nouveau à la surface de la muqueuse. Si la maladie continue, le réticulum épithélial se désagrège, et pour le remplacer le derme exsude abondamment de la fibrine et des leucocythes, qui se coagulent en une couenne fibrino-purulente. Peu à peu il ne reste dans la fausse membrane que quelques cellules épithéliales granulo-graisseuses, et elle est constituée dans toute son épaisseur par un réseau fibrineux contenant des leucocythes et quelques globules rouges.

Dans les fausses membranes laryngo-bronchiques, d'après M. Leloir comme d'après Œrtel et Schweninger, il se forme bien des vacuoles dans les cellules épithéliales désagrégées, mais il se développe rapidement un exsudat fibrineux qui tantôt traverse l'épithélium dissocié pour constituer à sa surface une fausse membrane fibrino-muco-purulente plus ou moins épaisse, tantôt soulève l'épithélium et constitue sous lui une couche fibrino-purulente.

M. Leloir démontre qu'il n'y a pas de différence ni macroscopique ni microscopique entre la fausse membrane de la diphtérie et celles qu'on produit en irritant expérimentalement la muqueuse pharyngée ou qui se développent dans l'angine herpétique, sur des plaques muqueuses, des chancres indurés, des vésicatoires couenneux, etc... D'une façon générale la fausse membrane n'est qu'une pustule ou une masse de pustules confluentes, dont le foyer est à nu par suite de l'absence de couche cornée.

Cornil a également étudié la fausse membrane qui recouvre les amygdales dans la diphtérie. Il admet que l'exsudat est formé d'abord de travées de cellules épithéliales et de leucocythes, puis devient entièrement fibrineux. Ces différences tiennent à ce qu'il y a d'abord une chute de l'épithélium de revêtement, soulevé et détaché par les cellules migratrices qui, par suite de l'inflammation, sortent en grande abondance des vaisseaux de la muqueuse. Plus tard, lorsque cet épithélium est détruit et ne se reforme plus, la fausse membrane n'est plus constituée que par un réticulum de fibrine et des leucocythes.

En résumé, on admet actuellement que la fausse membrane diphtérique, quel que soit son siège, est toujours identique à elle-même. L'importance de l'épithélium dans sa formation a beaucoup été exagérée; on trouve bien des cellules épithéliales pavimenteuses, surtout au début, dans l'exsudat pharyngé, mais c'est la fibrine qui est l'élément principal de la fausse membrane.

Dans la portion sous-glottique du larynx et dans les bronches, la fausse membrane est très peu adhérente à la muqueuse sous-jacente, à cause de la présence de la basement membrane. Elle est lamellaire; la fibrine qui la constitue est en général à l'état fibrillaire et ne devient granuleuse que lorsqu'elle se désagrège. Les travées du réseau fibrillaire deviennent plus épaisses et plus denses à mesure qu'on se rapproche du chorion muqueux. Les mailles du réticulum contiennent dans la couche la plus superficielle des microbes divers et les bacilles spécifiques, comme nous l'avons déjà vu, puis, dans toute l'épaisseur de la fausse membrane, quelques globules rouges, des granulations graisseuses et des leucocythes normaux ou granuleux de plus en plus abondants en allant de la surface vers la muqueuse.

Physiologie
pathologique.

Le bacille de Löffler au contact d'une muqueuse produit une inflammation qui se traduit par la transudation de fibrine à travers les vaisseaux et la diapédèse des leucocythes. Tandis que les fausses membranes provoquées expérimentalement, au moyen de l'ammoniaque par exemple, ne se reproduisent pas lorsqu'elles se sont désagrégées, l'exsudat de la diphtérie se renouvelle à plusieurs reprises, tant que la cause qui l'a produit, le bacille spécifique, reste présent et conserve sa virulence. Ces exsudations successives peuvent donner un aspect stratifié à la fausse membrane. La fausse membrane peut disparaître de deux façons : ou bien elle se désagrège, ou bien elle tombe. Dans le premier cas la fibrine perd son état fibrillaire, devient granuleuse peut se transformer en mucine, se ramollir, devenir diffluente, se détacher par fragments et disparaître. On a remarqué que ce processus est accompagné d'une diminution notable ou même d'une disparition complète des bacilles spécifiques dans l'exsudat, qui est envahi par une foule d'autres microbes : ce sont peut-être ces bactéries qui contribuent à transformer ainsi la constitution de la fausse membrane.

La production pseudo-membraneuse peut se détacher de la muqueuse lorsque l'inflammation diminue, que la diapédèse et la transudation fibrineuse disparaissent. La muqueuse redevenue normale sécrète à nouveau du mucus, qui s'insinue entre sa surface et l'exsudat, rompt les adhérences filamenteuses qui les unissent, et détache peu à peu la fausse membrane, qui tombe. La faible adhérence de celle-ci dans la portion sous-glottique du larynx et dans les bronches contribue encore à favoriser ce mode de terminaison.

Lésions produites par le poison diphtérique. — Bretonneau, en voulant démontrer que la fausse membrane n'était pas une eschare, admit l'intégrité absolue de la muqueuse sous-jacente dans tous les cas. Il était allé trop loin : la muqueuse réagit au moins histologiquement. Dans les cas les plus simples, la muqueuse est congestionnée, mais reste lisse. Ailleurs l'inflammation est plus vive ; la muqueuse devient rugueuse, dépolie. Au-dessous de la fausse membrane et dans la zone qui l'entoure, le chorion s'infiltre, au point parfois de donner lieu à de l'œdème de la glotte : la muqueuse se marbre d'ecchymoses. Souvent alors la région envahie est le siège d'ulcérations plus ou moins profondes. Enfin, dans certaines formes malignes, la muqueuse prend une teinte violacée, les points malades sont le siège d'une tuméfaction considérable, et il se forme une eschare plus ou moins étendue qui laisse après elle une ulcération grise, sécrétant une sanie fétide. Roux et Yersin, dans des cas de diphtérie expérimentale où le bacille de Löffler était seul en cause, ont observé des lésions destructives de la région malade : ces eschares au point d'inoculation ont été reproduites par l'injection de bouillons de cultures diphtériques filtrées.

L'action du poison suffit donc à déterminer des thromboses vasculaires qui entraînent soit la destruction parcellaire des tissus, soit une mortification plus étendue. C'est alors qu'interviennent parfois les microbes de la putréfaction pour déterminer une gangrène vraie, sur laquelle nous reviendrons à propos des lésions dans les infections secondaires.

Les lésions histologiques de la muqueuse sous-jacente aux fausses membranes ont été étudiées surtout dans la gorge et dans les voies aériennes.

Dans les amygdalites diphtériques, la fausse membrane est appliquée sur le chorion de la muqueuse complètement dénudée de son épithélium. On retrouve sur les points des amygdales où la fausse membrane est absente ou détachée un épithélium, quelquefois normal, le plus souvent constitué par une ou deux couches de cellules cubiques, irrégulièrement cylindriques ou bien vésiculeuses, montrant une cavité entre le protoplasma et le noyau. Le chorion est infiltré de cellules lymphatiques, et de globules rouges. Les vaisseaux capillaires sont remplis de globules blancs. Les follicules et le tissu réticulé des amygdales sont enflammés, bourrés de cellules lymphatiques. On y observe souvent des agglomérations de petites cellules atrophiées et granuleuses. Lorsqu'il y a perte de substance de la muqueuse, on trouve, en même temps que l'infiltration du chorion, un ramollissement et un écartement des fibres conjonctives par des granulations graisseuses, ainsi que la présence de petits foyers hémorragiques disséminés.

A la partie inférieure du larynx et dans la trachée les lésions de la muqueuse sont en général beaucoup moins prononcées qu'à la gorge. Au lieu d'infiltrer toute l'épaisseur du chorion, les éléments embryonnaires ne se retrouvent qu'à la surface du chorion, où, pressés les uns contre les autres, ils forment une mince couche sous-jacente à la basement membrane de Bowman.

Dans les diphtéries cutanées, la couche cornée a disparu; le derme sous-jacent à la fausse membrane est induré, épaissi, rouge, inégal. Le tissu cellulaire sous-cutané est infiltré et tuméfié; de telle sorte que les bords de l'ulcération sont très saillants et violacés. Au microscope, on constate que le réseau muqueux de Malpighi et la couche superficielle du derme se comportent comme l'épithélium et le chorion des muqueuses.

Lorsqu'on recherche les microbes que peuvent contenir les muqueuses ou le derme qui supportent des fausses membranes diphtériques, on trouve souvent des bactéries de formes multiples, mais jamais le bacille de Löffler.

Tous les ganglions sont exposés à l'engorgement; mais les plus fréquemment atteints, à cause du siège même de la maladie, sont les ganglions sous-maxillaires et parotidiens. Dans les autopsies on trouve encore de l'hypertrophie des ganglions qui suivent le sterno-mastoïdien, des ganglions bronchiques et même des ganglions mésentériques. Les ganglions engorgés peuvent se réunir et former une masse cohérente, qui par son volume détermine dans quelques cas des symptômes de compression sur les organes voisins. Le tissu cellulaire qui environne les ganglions atteints s'infiltre, et la région se déforme, devient dure et tendue.

Lorsqu'on coupe ces ganglions, on constate que la surface de section présente l'aspect de l'inflammation ; sa coloration est rouge ou rouge-brun. On voit très nettement les follicules hypertrophiés, qui se présentent sous les formes de grains opaques, blanchâtres, brillants, tranchant sur le reste de la substance. Œrtel décrit des foyers de nécrobiose qu'il a trouvés dans les ganglions du cou, plus rarement dans les ganglions péritrachéo-bronchiques, mais jamais dans ceux du mésentère. Il considère cette lésion comme caractéristique de la diphtérie. Mais les examens histologiques de M. Morel l'ont conduit à une autre conclusion. Lorsqu'il a constaté ces lésions de nécrobiose, elles étaient accompagnées constamment de la présence de streptocoques dans le parenchyme ganglionnaire ; il en conclut que ces altérations relèvent d'une infection secondaire. Pour lui, le poison diphtérique détermine surtout une hypertrophie des follicules, qui se traduit au microscope par une accumulation considérable de leucocytes se colorant fortement. Les vaisseaux sanguins sont très dilatés, et le sang charrie de nombreux globules blancs. Mais le stroma, les sinus et la capsule du ganglion ne présentent aucune altération.

Dans les cas où la lésion ne dépend que de l'action du poison diphtérique, on ne constate aucun micro-organisme dans les coupes.

Les glandes sous-maxillaires et parotides présentent une augmentation de volume considérable ; elles ont une teinte jaunâtre et paraissent être le siège d'une infiltration œdémateuse. L'examen histologique (BALZER et TALAMON) dénote des lésions profondes de leurs éléments. Le tissu conjonctif qui

entoure la glande et ses lobules a proliféré. L'épithélium des acini est d'abord simplement gonflé et
translucide, puis il devient granuleux et se rétrécit;
il peut enfin se multiplier au point qu'il y a obstruction des cavités glandulaires par des cellules
de nouvelle formation. Les vaisseaux sanguins et
les lymphatiques sont dilatés. En plusieurs points
les canaux lobulaires et acineux sont entourés de
petits abcès miliaires. La production du pus dans
ces cas-là doit certainement dépendre d'infections
secondaires.

Smirnow a étudié les lésions de la muqueuse
stomacale lorsqu'elle est recouverte par une fausse
membrane diphtérique. Il a observé deux variétés
de lésions. Dans la première les différents éléments de la muqueuse stomacale (épithélium, cellules glandulaires et tissu conjonctif) se sont trans-
formés en masses brillantes et homogènes qui se
fusionnent pour constituer la charpente de la
fausse membrane. Si la maladie progresse, les vaisseaux du tissu sous-muqueux s'oblitèrent, et ces
thromboses déterminent une nécrose superficielle
des tissus. Ces lésions sont à rapprocher de celles
que Friedländer a observées dans un cas : l'épithélium de la muqueuse et les glandes avaient complètement disparu. Dans la seconde variété l'élément épithélial contribue fort peu à la formation
de la fausse membrane, qui est d'origine exsudative, composée de fibrine, de mucus et de cellules
glandulaires. L'épithélium se détache en partie,
mais ne présente pas la dégénérescence particulière observée dans la variété précédente. Il y a

une infiltration plus ou moins prononcée de cellules rondes dans le chorion.

L'intestin, suivant Trousseau, présente souvent les traces d'une entérite catarrhale. Il est de fait que, même en dehors de toute complication intestinale, il n'est pas rare dans les autopsies de constater de la rougeur et de la tuméfaction des plaques de Peyer. Les follicules clos sont tuméfiés et hypertrophiés. Il y a de l'infiltration embryonnaire de la muqueuse, surtout au voisinage des plaques de Peyer ; mais l'épithélium et les glandes en tube ne présentent pas d'altération. En somme, ces lésions sont banales et se retrouvent chez les enfants à la suite de presque toutes les maladies générales.

Généralement volumineux, le foie présente l'aspect extérieur de la congestion ; il est rouge sombre chez les malades qui ont succombé tout à fait au début de la diphtérie. Dans les cas ayant duré plus longtemps, il est pâle, souvent marbré de plaques blanc jaunâtre, témoignant d'une surcharge graisseuse. A la coupe de l'organe il ne s'écoule pas de liquide, sauf dans le stade précoce de congestion, où l'on voit alors suinter un sang noirâtre et poisseux.

Au microscope on est frappé dès le début de la dilatation des capillaires et de l'infiltration graisseuse de leurs cellules endothéliales et des cellules hépatiques. Il s'agit d'une infiltration, et non d'une dégénérescence des cellules hépatiques, car celles-ci restent vivantes, leur protoplasma ne se modifie pas, leur noyau continue à bien se colorer ; cependant dans quelques cas leur volume est notablement diminué. La surchage graisseuse peut être péri-portale ; elle peut être péri-sus-hépatique, ou encore occuper toute l'étendue du lobule. On peut rencontrer des amas de cellules embryonnaires formant soit des nodules dans le tissu conjonctif des espaces portes, soit des manchons périvasculaires, soit des traînées diffuses au milieu du tissu conjonctif. Ces amas embryonnaires ne paraissent pas en rapport avec la présence de microbes, car on n'en a pas encore trouvé dans les examens de foies diphtériques qui ont été faits. Les vaisseaux contiennent un grand nombre de leucocytes. Les canaux biliaires présentent leur aspect habituel, ce n'est qu'exceptionnellement qu'on y a noté du catarrhe. En résumé, ce sont à peu près les lésions qu'on rencontre dans le foie au cours des maladies infectieuses.

Lésions de la rate. — La rate est toujours très congestionnée ; elle est hypertrophiée. Il s'en écoule beaucoup de sang lorsqu'on la coupe. Après en avoir débarrassé la tranche de section, on distingue aisément les corpuscules de Malpighi, qui sont très hypertrophiés ; ils apparaissent blancs et brillants. A l'examen microscopique, le tissu splénique présente sa structure habituelle, mais on remarque au niveau des corpuscules de Malpighi une accumulation énorme de petites cellules rondes vivement colorées.

Lésions rénales. — Les lésions du rein se présentent sous la forme de congestion du rein ou de néphrite parenchymateuse en général peu prononcée. Fait particulier : souvent elles ne sont pas symétriques. Dans le premier cas, le rein congestionné est augmenté de

volume, il est d'une coloration rougeâtre, sa surface extérieure est parsemée de points sombres
(étoiles de Verheyen). A la coupe on voit que la
congestion est généralement limitée à la substance
corticale, tandis que la substance médullaire reste
pâle. Lorsqu'il y a néphrite, le rein est jaunâtre,
mou, marbré de tâches d'un jaune plus clair. La
substance corticale paraît augmentée de volume ; à
la coupe elle est pâle, empiète par ses prolonge-
ments sur la substance médullaire, qui, au contraire, est très rouge. La capsule du rein est saine,
se décortique aisément sans déchirer le parenchyme.

Au microscope, les lésions peu avancées se tra-
duisent par de la dilatation du système vasculaire
du rein et quelques légères modifications de l'épithélium des tubes contournés et collecteurs. Ces
altérations sont assez analogues à celles que produisent le phosphore et surtout l'arsénic. Le glo-
mérule est simplement congestionné, ses vaisseaux
sont distendus, remplis de globules. Parfois, autour
des noyaux des anses, dans les pièces traitées par
l'acide osmique, on constate de très fines gouttelettes graisseuses, ainsi que dans le protoplasma
des cellules épithéliales de revêtement des capsules
de Bowmann. Rarement il y a un très léger exsudat entre la capsule et les anses capillaires. Les
vaisseaux du rein sont très dilatés ; quelques-unes
de leurs cellules endothéliales sont chargées de
graisse. Dans les tubes contournés élargis, on voit
un détritus granuleux, irrégulier ; l'extrémité libre
des cellules épithéliales est abrasée, le reste de ces

cellules est normal, leurs noyaux se colorent bien.
Quelquefois il y a un état vacuolaire de cet épithélium ; mais cette dégénérescence n'aboutit pas à la
formation de boules muqueuses libres dans l'intérieur des tubes. Dans les tubes droits et collecteurs
l'acide osmique montre que l'épithélium contient
de nombreuses gouttelettes graisseuses très fines.

A un degré plus marqué, la lésion s'exagère au
niveau des glomérules. L'épithélium capsulaire est
tantôt dégénéré et desquamé, tantôt en prolifération ; il y a exsudation de sérum albumineux, avec
des globules sanguins et des débris épithéliaux
dans la cavité de la capsule. On trouve encore des
foyers hémorragiques généralement sous-capsu-
laires et des amas de cellules rondes situés tantôt
sous la capsule, tantôt dans le parenchyme rénal,
le labyrinthe ou la substance médullaire.

Toutes ces altérations semblent bien dériver de
l'intoxication, et non d'une infection secondaire,
car les auteurs qui ont recherché des microbes
dans le rein diphtérique n'ont jamais pu en déceler.

Lésions
du myocarde. Lorsqu'on examine le péricarde d'un diphtérique,
on trouve très rarement des lésions de péricardite.
Elles sont d'ailleurs dues à des infections secondaires ; nous y reviendrons plus loin. On ne rencontre guère dans la cavité péricardique qu'un peu
d'épanchement citrin ou des ecchymoses sous-
séreuses correspondant à des thromboses artérielles disséminées.

Si l'on étudie le cœur, après l'avoir retiré de
la cavité thoracique, on constate qu'il est généralement augmenté de volume. Il ne faut pas s'en

rapporter à la description classique des caractères macroscopiques de la myocardite aiguë, pour rechercher les altérations du muscle cardiaque dans la diphtérie. Si dans plusieurs cas on a noté la consistance flasque de l'organe s'étalant sur la table d'autopsie, sa couleur feuille-morte, il n'est pas rare de constater au microscope des lésions de myocardite aiguë chez un diphtérique dont le tissu cardiaque est resté ferme, rouge, d'aspect normal. Le cœur est augmenté de volume, mais il est dilaté et non hypertrophié; son poids, en effet, est resté normal.

Généralement on trouve les cavités remplies de caillots, lorqu'on les ouvre, ainsi que les gros vaisseaux. Ces concrétions sanguines sont souvent molles, gelée de groseille, purement cruoriques; on les trouve surtout dans les cavités droites. D'autres sont à moitié fibrineuses et à moitié cruoriques, se prolongent dans les vaisseaux. Quelques caillots sont entièrement fibrineux, mais ils se sont formés pendant l'agonie comme les précédents, à moins que la disposition de la fibrine qui les constitue en lamelles concentriques et stratifiées, leur adhérence aux parois du cœur et aux valvules, qui se fait sur une surface rugueuse altérée par l'endocardite, ne viennent démontrer qu'il s'agit bien de coagulations anciennement formées pendant la vie, de véritables thromboses cardiaques; mais ces thromboses sont tout à fait exceptionnelles. Il en est de même des lésions endocardiques, que provoquent très rarement des affections secondaires. Lorsqu'on a débarrassé les cavités cardiaques de leurs caillots, on découvre parfois sous l'endocarde des ecchymoses semblables à celles qu'on rencontre au niveau du péricarde. Il ne faut pas prendre pour des lésions d'endocardite des aspects particuliers qu'on observe souvent à la face interne du cœur : il s'agit d'une rougeur générale ou limitée au bord libre des valvules et de saillies mamelonnées formant une couronne à la face supérieure des valvules, principalement de la valvule mitrale. La coloration rouge de l'endocarde est un phénomène d'imbibition cadavérique. Quant aux saillies mamelonnées, Parrot a démontré qu'elles sont le produit de la transformation fibreuse de petits hématomes développés sur les valvules pendant les premiers temps de l'existence, et peut-être même pendant la vie intra-utérine.

Les lésions histologiques portent sur tous les éléments de la charpente du muscle cardiaque. On les rencontre dans les parois du ventricule gauche près de la pointe et dans les piliers de la valvule mitrale. Elles ont été bien décrites par Mosler, Leyden, Hayem et son élève Huguenin. Lorsqu'on dissocie les fibres musculaires, on constate qu'elles sont d'une très grande fragilité ; elles sont fusiformes, tuméfiées, en plusieurs points granuleuses, présentent de gros noyaux, faciles à colorer, munis d'un ou de plusieurs nucléoles très réfringents. Les fibres musculaires peuvent subir deux variétés de dégénérescence et présenter soit l'aspect granuleux, granulo-graisseux, soit l'aspect vitreux, ciroïde de Zenker. Dans la dégénérescence granuleuse, les granulations se disséminent irrégulièrement ou se disposent côte à côte en chapelets, le long de la fibre. Dans la dégénérescence vitreuse, les fibres présentent un seul, plus rarement deux ou trois points dégénérés sur leur longueur. Le bloc vitreux est sphérique ou fusiforme, refoule à ses extrémités la substance striée, et gonfle la fibre, en formant une sorte de nœud sur sa longueur. On peut rencontrer unis ces deux modes de dégénérescence ; la fibre, interrompue par des blocs cireux, présente en dehors d'eux sur toute son étendue le semis noirâtre des granulations.

Le tissu conjonctif du myocarde a pris un développement anormal. Le périmysium interne est infiltré de cellules embryonnaires, au milieu desquelles on constate quelques débris de fibres musculaires granuleuses, dégénérées, ou des amas de granulations graisseuses, derniers vestiges de fibres musculaires atrophiées, ou bien encore de petits foyers hémorragiques témoignant de ruptures vasculaires intra-musculaires. En somme, le poison diphtérique détermine à la fois une lésion parenchymateuse et interstitielle. Mais il n'épargne pas non plus le système vasculaire du cœur : les cellules embryonnaires s'accumulent autour des capillaires ; on constate un épaississement considérable de la tunique interne des artérioles. On y retrouve les lésions décrites par M. Hippolyte Martin. L'endothélium qui tapisse la tunique interne desquame ; la prolifération embryonnaire envahit toute l'épaisseur de cette tunique et forme des bourgeons qui se développent aux dépens du calibre du vaisseau. La tunique moyenne est peu atteinte, mais il y a aussi de la périartérite. Les vasa-vasorum situés dans la tunique externe sont le siège d'endo-vascularite oblitérante. Le calibre des artérioles ainsi rétrécis est souvent comblé par un thrombus adhérent aux parois. Au lieu d'adopter l'éclectisme des auteurs qui ont donné la description précédente et d'admettre la coïncidence de lésions à la fois parenchymateuses et interstitielles dans la myocardite diphtérique, MM. Rabot et A. Philippe croient que les altérations dégénératives du myocarde se rencontrent dans toutes les diphtéries malignes et sont indépendantes de la myocardite, dont ils ne donnent pas les symptômes. Chaque fois qu'ils ont constaté les signes. d'une myocardite aiguë au cours d'une diphtérie, ils étaient en rapport avec des lésions interstitielles du muscle cardiaque. Les fibres musculaires sont interrompues de distance en distance par des îlots formés de fibrilles et d'éléments cellulaires jeunes, de nature conjonctive. Ces foyers dissocient et écartent les fibres musculaires et les détruisent par un mécanisme de simple atrophie. Les autres fibres voisines qui n'ont pas été atteintes par le foyer inflammatoire sont saines ; elles ne présentent aucun signe de dégénération. MM. Rabot et A. Philippe s'élèvent encore contre la description des lésions artérielles qu'on a donnée avant eux dans la myocardite diphtérique. Ils ont constaté de la périartérite des artérioles du cœur, mais jamais d'endartérite, et refusent toute origine vasculaire à l'inflammation du cœur.

Le sang présente des modifications de couleur et

de consistance qu'on retrouve surtout dans les formes malignes et asphyxiques de la diphtérie. Il est alors noirâtre ou brun, prend une teinte sépia. Plus rarement il a l'apparence de la gelée de groseille ou de l'eau rougie. La coloration noirâtre du sang provient de nucléoles très foncés que contiennent les globules. Il est tantôt fluide, tantôt épaissi, parfois perd son homogénéité et reste fluide dans certaines régions, pour se coaguler dans d'autres, notamment dans le cœur et dans les gros vaisseaux. La composition du sang est également modifiée. Les altérations du plasma sont mal connues. Il est probable que la fibrine du sang diminue, comme dans la plupart des maladies générales infectieuses, et que sous l'influence du poison diphtérique il se fait une désagrégation du plasma qui permet à la plasmine de se dédoubler en une partie liquide qui s'écoule, et en une autre partie qui se coagule sous forme de fibrine (ROBIN). Les recherches de MM. Quinquaud, Lécorché et Talamon, Binaut, ont démontré qu'il y a dans la diphtérie une augmentation du nombre des globules blancs d'autant plus marquée que la diphtérie est plus grave. Le nombre des hématies diminue au contraire sans qu'il y ait de proportion avec le degré de gravité de la maladie. M. Quinquaud a pu démontrer que dans les globules rouges le pouvoir d'absorption de l'hémoglobine pour l'oxygène diminue d'autant plus que la maladie s'aggrave. On a constaté aussi une forte augmentation des matières extractives du sang, tandis que les sels de potasse diminuent d'une façon notable.

Les symptômes qui paraissent dépendre d'une altération du système nerveux ne sont pas toujours en rapport avec les lésions qu'on trouve à l'autopsie. Il est actuellement hors de doute qu'on a pu constater des paralysies très complètes et très étendues chez des sujets dont le système nerveux présentait des altérations insignifiantes ou nulles (cas de M. Gaucher). On peut donc affirmer à propos de ces cas que le poison diphtérique peut profondément modifier la fonction avant d'avoir altéré l'organe. Les lésions des nerfs périphériques et des racines nerveuses ont été signalées dans plusieurs cas isolés, depuis que Charcot et Vulpian ont, en 1862, signalé, dans un cas de paralysie diphtérique du voile du palais, une lésion des nerfs palatins caractérisée par la réduction en gouttelettes granulo-graisseuses d'un certain nombre de tubes nerveux, lésion analogue à celle qu'on observe dans le bout périphérique d'un nerf sectionné. M. Déjerine a pu étudier plusieurs cas de paralysie diphtérique et a constaté constamment dans les racines rachidiennes antérieures une lésion qui correspondait exactement par son siège aux phénomènes paralytiques observés pendant la vie, et qui était d'autant plus marquée que la paralysie avait duré plus longtemps. Cette lésion était identique à la dégénérescence wallérienne, caractérisée par l'aspect moniliforme des tubes nerveux, la myéline se fragmentant en gouttelettes, par la disparition complète du cylindraxe et la multiplication des noyaux de la gaine de Schwann. Les racines postérieures étaient normales. L'examen des nerfs périphériques n'a été fait que dans un seul de ces cas : **M. Déjerine** y a constaté des gaines vides au milieu d'autres tubes parfaitement normaux. Il décrit en même temps des lésions assez peu marquées de la moëlle, limitées à la substance grise, plus particulièrement aux cornes antérieures (cellules nerveuses moins nombreuses, moins réfringentes, multiplication des éléments de la névroglie, congestion des vaisseaux).

M. Gombault, dont les recherches ont été confirmées par les observations de **M. Gaucher** et de **M. P. Meyer**, a établi d'une façon définitive la nature des lésions des racines et des nerfs périphériques dans la paralysie diphtérique. Il s'agit d'une névrite segmentaire périaxile, dont la dégénération wallérienne est la terminaison possible sinon nécessaire. Voici comment se présentent les lésions de la névrite segmentaire périaxile : Il s'agit d'une altération segmentaire, c'est-à-dire ne portant que sur une étendue limitée de la longueur de la fibre, sur un seul segment annulaire, quelquefois sur plusieurs, souvent sur une partie du segment seulement. Il arrive, lorsqu'on suit une même fibre sur toute sa longueur, qu'on rencontre plusieurs fois la même lésion, chaque segment malade étant séparé des plus proches par des intervalles de fibre absolument saine. Les fibres malades ont de la tendance à se grouper par faisceaux ; cependant on peut rencontrer des fibres atteintes au milieu de fibres saines. Les lésions segmentaires débutent par l'une des extrémités du segment ; elles atteignent ensuite l'autre, puis finalement sa partie moyenne. La lésion prend deux aspects différents. Il y a une phase de dégénération et un stade de régénération ; ces deux aspects sont fréquemment associés au niveau d'un même segment interannulaire. Dans le stade de dégénération, la myéline devient granuleuse. On voit dans les tubes nerveux sur certains points des masses protoplasmiques volumineuses renfermant des noyaux nombreux ; ailleurs, le cylindraxe sous forme de simple tractus qui est recouvert au niveau des renflements granuleux de myéline, mais *reste toujours continu*. Lorsque la fibre se régénère, elle est plus mince aux points où elle a été malade, et les segments qui ont été atteints sont plus courts que normalement, mais sa gaîne de myéline est parfaitement homogène, déprimée au niveau des noyaux ; ses contours sont nettement arrêtés. La dégénération de la fibre ne rétrocède pas toujours, et le cylindraxe peut se rompre par une sorte de destruction spontanée analogue à celle qu'on voit dans la myélite aiguë. On constate alors dans un segment de névrite des renflements moniliformes du cylindraxe qui arrive à remplir la gaîne de Schwann ; en le suivant, on arrive à une solution de continuité au delà de laquelle on ne le retrouve plus que sous forme de tronçons isolés entre des blocs de myéline. A partir du point où il y a rupture du cylindraxe, tout le bout périphérique de la fibre nerveuse subit la dégénérescence wallérienne. C'est ainsi qu'on constate ces lésions à côté de celles de la névrite segmentaire périaxile, dont elles sont alors le corollaire.

En même temps que ces lésions des tubes nerveux, on constate des modifications du tissu conjonctif intra-lamellaire qui est irrité. Ses fibres sont plus apparentes ; ses cellules se gonflent, présentent parfois plusieurs noyaux, et contiennent des gouttelettes graisseuses qui se colorent en noir par l'acide osmique. Les parois des capillaires intrafasciculaires sont enflammées. Il n'y a pas de modification du côté de la gaine lamelleuse.

MM. Pitres et Vaillard, en examinant les nerfs dans un cas de paralysie diphtérique, ont trouvé les lésions décrites par M. Gombault ; mais dans les fibres atteintes de névrites segmentaires ils n'ont pu colorer les cylindraxes. Enfin M. Babinski n'a pu trouver de lésion histologique des nerfs dans la paralysie diphtérique expérimentale.

On a souvent constaté que la moëlle présentait un aspect absolument normal. Dans d'autres cas on a signalé des modifications légères, comme celles indiquées par M. Déjerine. Récemment M. Seymour Sharkey, chez un diphtérique de quatre ans qui n'avait plus de réflexe tendineux et était mort sans paralysie, a trouvé une intégrité complète des nerfs et des muscles, mais une altération spéciale de la moëlle. Les grandes cellules motrices des cornes antérieures étaient remplies de volumineuses granulations noirâtres qui masquaient complètement leur noyau et se dirigeaient parallèlement au filament axile. Ces granulations n'étaient pas l'exagération de la pigmentation normale des cellules ; elles ressemblaient à celles que l'on rencontre au cours des myélites.

Les méninges bulbo-spinales présentent exceptionnellement une inflammation avec exsudat fibrineux; il faut cependant signaler cette lésion, car on a voulu à un moment en faire l'altération caractéristique de la paralysie diphtérique. On n'en connaît actuellement que trois cas. Cette méningite peut envahir la substance grise de la moëlle et constituer une méningo-myélite, comme dans le cas de M. Œrtel, s'étendre à toute l'étendue des méninges bulbo-spinales (cas de M. Pierret), ou bien se localiser au bulbe et à la moëlle cervicale (cas de MM. Barth et Déjerine).

Dans le cerveau, on trouve très rarement des lésions; cependant Bühl y a signalé de petites extravasations sanguines avec ramollissement périphérique, et Hendel de véritables hémorragies cérébrales au niveau des noyaux gris centraux. On peut encore rencontrer des altérations banales, telles que congestion cérébrale, turgescence des sinus, suffusion séreuse des méninges, ecchymoses méningées, œdème ventriculaire, hémorragies capillaires de la substance cérébrale. L'inflammation des méninges, qui est tout à fait exceptionnelle, relève certainement des infections secondaires.

Les muscles peuvent être altérés dans la diphtérie. On a signalé la dégénérescence granuleuse de leurs fibres. Les éléments fibrillaires des faisceaux primitifs perdent leur cohésion et se séparent aisément; leur striation transversale s'efface; les fibres contiennent des granulations protéiques ou graisseuses; mais il n'y pas d'altération des noyaux du

sarcolemme. M. Labadie-Lagrave a signalé un cas
dans lequel les muscles présentaient de la transformation cireuse. Ces altérations ont été surtout
étudiées dans les muscles sous-jacents aux muqueuses enflammées, larynx et voile du palais. Ils
sont pâles ou couleur feuille-morte, œdématiés,
friables. Au larynx, les muscles extrinsèques sont
rarement dégénérés ; ce sont particulièrement les
thyro-aryténoïdiens qui sont les plus atteints.

Lésions dues aux infections secondaires. — Les
ulcérations, la gangrène des muqueuses sont exceptionnelles dans la diphtérie. On les constate cependant quelquefois. Nous avons vu que le poison
diphtérique pouvait, dans certains cas, à lui seul,
déterminer des pertes de substances des muqueuses
recouvertes de fausses membranes. Le streptocoque
pyogène, qui s'associe si fréquemment au bacille
de Löffler, peut également pénétrer ces muqueuses
et y déterminer de profondes ulcérations ; il agit
alors de la même façon que dans les angines
pseudo-diphtériques de la scarlatine, où l'on trouve
si souvent des pertes de substances étendues au-
dessous de la fausse membrane, et l'on colore aisément par la méthode de Gram les micrococques en
chaînettes qui pénètrent profondément la muqueuse
malade. Lorsque le sujet est très débilité et que
les microbes de la putréfaction viennent à pulluler
sur ces ulcérations, le fond en devient tomenteux
et grisâtre, les bords sont décollés, il se fait de la
gangrène au niveau des pertes de substance. On la
rencontre principalement sur les amygdales et le
voile du palais, dont elles peuvent déterminer la

perforation. La gangrène peut pénétrer dans le tissu cellulaire au-dessous de la muqueuse et s'étendre jusqu'aux gros vaisseaux du cou. La muqueuse du larynx et de la trachée se sphacèle très exceptionnellement. On a signalé quelques cas de gangrène pulmonaire. La nécrose des cartilages du larynx est également très rare. La gangrène peut encore compliquer la diphtérie cutanée et se montrer au niveau de la plaie de la trachéotomie.

Lésions
suppuratives. On trouve parfois dans les autopsies du pus collecté dans l'oreille moyenne, des foyers purulents isolés ou réunis en un foyer unique dans les ganglions, principalement dans ceux de la région sous-maxillaire, parfois des phlegmons du cou, des abcès de la trachée, des médiastinites compliquées de pleurésie et de péricardite purulente.

Les lésions histologiques des ganglions ont été bien étudiées par M. OErtel et par M. Morel. Les altérations portent surtout sur les follicules, qui se colorent très mal par le picro-carmin. Dans ceux qui sont le plus atteints, il s'est formé de petits abcès alvéolaires creusés dans le stroma conjonctif nécrosé. Dans des points où la lésion est moins avancée, on voit à la place des follicules un tissu amorphe finement granuleux dans lequel on aperçoit encore quelques éléments cellulaires ronds qui se colorent un peu mieux par le carmin et présentent les caractères de la nécrose de coagulation. Dans les coupes colorées par la méthode de Gram on trouve de nombreux amas de streptocoques au niveau des petits abcès alvéolaires et des follicules dégénérés. On en trouve encore quelques chaînettes

dans des cellules de follicules semblant presque
sains au premier abord. Ces cellules se colorent
mal par le carmin, leur noyau ne se colore pas du
tout ; sur beaucoup d'entre elles la nécrose de coagulation se montre à un degré plus avancé, car
elles sont transformées en petits blocs granuleux.

Les inflammations de l'endocarde ou des méninges
sont des complications tout à fait exceptionnelles
dans la diphtérie. Il faut éviter de prendre pour des
végétations d'endocardite les hémato-nodules que
Parrot a signalés sur les valvules du cœur chez les
enfants.

Les modifications cutanées correspondant aux
érythèmes ont été étudiées par M. Lewin et M. Leloir. Elles ne présentent rien de spécial aux érythèmes diphtériques. On sait que chaque artériole
de la peau irrigue un petit territoire circulaire,
l'artériole s'épanouissant en ramifications en forme
de cône dont la base est tégumentaire. Si une artériole se paralyse, tout le territoire correspondant
se congestionne et forme une tache rosée ou rouge.
Au début d'un érythème la congestion se montre
en général à un degré inégal dans ces différents
territoires vasculaires : c'est ainsi qu'on voit des
zones plus pâles séparant les taches rouges, avant
que l'érythème ne soit généralisé. Lorsque la pression sanguine s'égalise au niveau de tous les territoires vasculaires, la coloration de la peau devient
la même partout, on a l'érythème scarlatinoïde ; et,
s'il se fait de l'exsudation sous l'épiderme, il se
formera en même temps des vésicules ou des bulles.
Quand la congestion reste limitée à de petits îlots

séparés, mais qu'elle est très active, il se fait de
l'œdème et de la diapédèse dans les zones hyperé-
miées ; l'éruption prend alors l'aspect papulo-tuberculeux. Si la pression vasculaire devient trop
forte dans les territoires qu'a envahis l'érythème,
les hématies sortent des vaisseaux et il se forme de
l'érythème purpurique.

Broncho-
pneumonie.

On rencontre dans les autopsies de diphtériques
des complications pleuro-pulmonaires rares : pleurésie, congestion, œdème, emphysème, apoplexie,
gangrènes pulmonaires. Mais la lésion qui de beaucoup est la plus fréquente, qui constitue une des
complications spéciales de la diphtérie, c'est la
broncho-pneumonie. Elle a été bien étudiée au
point de vue anatomo-pathologique par MM. Talamon, Darier, Mosny. On sait aujourd'hui que la
broncho-pneumonie est la conséquence d'une infection secondaire due au streptocoque pyogène.
Ce micro-organisme d'ailleurs est l'agent de la plupart des broncho-pneumonies, qu'elles soient primitives ou secondaires. Il n'est donc pas étonnant
que la broncho-pneumonie des diphtériques ne
présente pas des caractères spéciaux permettant
de la différencier. C'est tout au plus s'il y a prédo-
minance de certaines variétés de lésions élémen-

Étude
microsco-
pique.

taires. Six fois sur sept elle prend la forme à
noyaux disséminés ; la forme pseudo-lobaire, qu'on
ne rencontre qu'une fois sur sept, occupe surtout
le système bronchique postérieur, de préférence
vers le bord inférieur.

L'atélectasie est constante et toujours très étendue ; elle peut être à elle seule l'unique lésion pul-

monaire. Il n'y a que dans la coqueluche que l'emphysème vésiculaire soit plus marqué; rarement il devient interlobulaire et sous-pleural. Il est fréquent, de préférence dans les formes malignes, de trouver des noyaux hépatisés ayant une couleur noirâtre, apoplectique. Cet aspect de la lésion coïncide habituellement avec des ecchymoses sous-pleurales, et on a pu constater pendant la vie des hémorragies sous-cutanées et un écoulement sanguin par les muqueuses. M. Darier signale de petits foyers de nécrose sous la plèvre, s'accompagnant de pleurésie.

L'abondance de l'exsudat fibrineux dans les alvéoles est un caractère de la broncho-pneumonie des diphtériques. Dans certains cas, la fibrine sous forme de tractus ramifiés et anastomosés remplit presque à elle seule tout un groupe d'alvéoles. Ce réseau renferme quelques leucocytes, quelques globules rouges et de rares cellules épithéliales. Cet aspect pourrait donner le change et faire croire à une pneumonie franche à la période d'hépatisation rouge, si ces points n'étaient pas immédiatement entourés de zones où la lésion est beaucoup plus ou beaucoup moins avancée. Ces abondants dépôts de fibrine se rencontrent dans les cas où les fausses membranes se sont étendues jusqu'aux petites bronches, mais on les trouve aussi lorsque les fausses membranes s'arrêtent au larynx ou à la trachée : il n'y a donc pas de rapport nécessaire entre les deux processus.

Une autre lésion élémentaire, dont la fréquence est assez particulière à la diphtérie, est constituée par des foyers hémorragiques au sein même du parenchyme pulmonaire. M. Balzer en a fait l'étude, et leur assigne comme siège habituel la partie postérieure et inférieure des poumons. Le sang épanché circonscrit les nodules péribronchiques, les déforme, mais ne les pénètre jamais entièrement. Il est probable qu'il s'agit là d'hémorragies dues à la congestion périnodulaire, et pénétrant les lobules primitivement atteints de pneumonie, de dehors en dedans.

Sur les coupes colorées par la méthode de Gram, le streptocoque se rencontre sous forme de cocci en chapelets ou en diplocoques; on peut rencontrer aussi le pneumocoque, parfois le bacille de Löffler.

C'est surtout dans les bronchioles acineuses qui forment le centre des nodules péribronchiques que ces micro-organismes se retrouvent en grande abondance. On les voit encore, mais beaucoup moins abondants, au centre de l'exsudat alvéolaire. C'est la bronchiole qui semble bien être le foyer d'infection primitif.

Lésions de la diphtérie expérimentale.

Nous ne pouvons terminer ce chapitre sans dire quelques mots des lésions produites dans l'organisme des animaux par la diphtérie expérimentale.

Il résulte des recherches de M. Babès que les lésions que l'on obtient en inoculant le bacille de Löffler à des animaux sont très analogues à celles qu'on rencontre dans les organes des enfants morts de diphtérie. Fait très curieux, l'analogie des altérations organiques devient beaucoup moins évidente lorsque, au lieu d'inoculer les animaux avec le bacille spécifique, on leur injecte des cultures diphtériques filtrées sur porcelaine. Il faut attendre de nouvelles recherches l'explication de ces dissemblances.

TRAITEMENT

Notre intention n'est pas de passer ici en revue les innombrables médications qui ont été proposées contre la diphtérie; leur nombre même témoigne suffisamment de leur peu d'efficacité. Nous nous contenterons d'indiquer ce qui paraît actuellement le plus rationnel comme précautions à prendre et soins à donner lorsqu'on se trouve en présence d'un cas de diphtérie. Ces instructions partent de cette notion, absolument démontrée aujourd'hui, que le germe de la diphtérie est exclusivement contenu dans les fausses membranes et les produits d'expectoration, qui le conservent extrêmement longtemps lorsqu'ils sont desséchés, et peuvent ainsi très aisément le transmettre.

Un médecin est appelé auprès d'un malade atteint de diphtérie: quelle conduite doit-il tenir?

Le premier principe est le suivant: Dès qu'il existe le moindre doute, qu'on soupçonne la diphtérie sans en être assuré, il faut toujours se comporter comme si le diagnostic de diphtérie était certain, et, en ménageant le plus possible l'impressionnabilité de l'entourage du malade, ne pas hésiter à prendre immédiatement toutes les mesures nécessaires en pareil cas.

Soins hygiéniques. — Si le malade ne peut être soigné dans l'endroit où la maladie a été constatée et s'il doit être transporté en voiture, le médecin exigera que la voiture soit désinfectée immédiatement après le transport, sans prendre de nouveau voyageur. On sait qu'à Paris des voitures spéciales sont mises à la disposition des malades : il vaut toujours mieux les employer lorsque cela sera possible.

S'il n'y a pas lieu de transporter le malade, il faut l'isoler, c'est-à-dire exiger que les personnes appelées à lui donner des soins soient en nombre aussi limité que possible, et pénètrent seules auprès de lui. S'il y a des enfants dans le même logement, il faut non seulement les exclure de la pièce occupée par le malade, mais encore les envoyer habiter ailleurs autant que possible, et les tenir en observation pendant une quinzaine de jours environ, en évitant de les mettre en contact avec d'autres enfants durant toute cette période.

Les personnes qui approcheront le malade devront s'astreindre aux règles suivantes: Ne prendre aucune boisson ni aucune nourriture dans la chambre du malade. Se laver les mains avec une brosse et du savon, puis les rincer dans une solution antiseptique; se laver aussi au besoin la figure chaque fois qu'il y aura eu contact avec un objet infecté; renouveler ces ablutions chaque fois qu'on sortira de la chambre du malade, et toujours avant le repas. Il serait excellent que chaque personne, qui donne ses soins au malade, fût revêtue, pendant tout son séjour dans la chambre, d'une blouse de toile qu'elle quitterait en sortant. Il faut encore recouvrir de collodion les crevasses ou les plaies qu'on peut avoir aux mains ou au visage, éviter d'embrasser le malade, de respirer son haleine, de se tenir en face de sa bouche pendant les quintes de toux. Enfin il est nécessaire de sortir plusieurs fois dans la journée au grand air et de ne pas séjourner nuit et jour dans la chambre du malade. Il va de soi que toutes ces précautions s'appliquent également au médecin qui soigne le malade.

Solutions antiseptiques. Il faut recommander deux sortes de solutions antiseptiques : l'une forte, l'autre faible, dont on fera usage suivant les circonstances indiquées plus loin. Comme solution forte, on peut recommander une solution de sublimé à un pour mille. On aura soin de la faire colorer avec de la fuchsine ou de l'éosine et de l'additionner de dix grammes d'acide chlorhydrique. On peut encore employer le sulfate de cuivre ou le chlorure de chaux à 5 p. 100 ; le lait de chaux à 20 p. 100 ; le chlorure de zinc à 10 p. 1000. Pour avoir du lait de chaux très actif, on prend de la chaux de bonne qualité, on la fait se déliter en l'arrosant petit à petit avec la moitié de son poids d'eau. Quand la délitescence est effectuée, on met la poudre dans un récipient soigneusement bouché et placé dans un endroit sec. Comme un kilogramme de chaux qui a absorbé 500 grammes d'eau pour se déliter a acquis un volume de 2 litres 200 c.c., il suffit de la délayer dans le double de son volume d'eau, soit 4 litres 400 c.c., pour avoir un lait de chaux qui soit environ à 20 p. 100. — Les solutions faibles les plus efficaces sont les suivantes: Sublimé à 1 p. 2000; acide phénique à 5 p. 1000; sulfate de cuivre ou chlorure de chaux à 2 p. 100; lait de chaux à 7 p. 100. Ce sont les deux premières solutions faibles qu'il faut employer pour les ablutions du malade ou des personnes qui leur donnent leurs soins.

Dès qu'on a constaté un cas de diphtérie, il faut faire enlever de la chambre du malade les rideaux, tentures, tapis et tous les meubles qui ne sont pas indispensables. Ils seront immédiatement désinfectés, soit dans une étuve à vapeur sous pression, soit par des lavages appropriés à leur nature avec l'une des solutions fortes, soit par l'acide sulfureux, dont nous indiquerons plus loin le mode d'emploi. Le lit sera placé au milieu de la chambre; la chambre devra être aérée plusieurs fois par jour. Les poussières du sol de la chambre seront enlevées chaque jour. Avant le balayage, on projettera sur le plancher de la sciure de bois humectée avec une des solutions fortes désinfectantes. Les poussières recueillies seront immédiatement brûlées. On recommandera de laisser pendant deux heures dans une des solutions fortes les linges de corps, les serviettes, les objets de literie, les objets de pansement ayant servi au malade ou ayant été souillés. Puis on les maintiendra pendant une demi-heure dans l'eau réellement bouillante, avant de les soumettre à la lessive.

Tous les objets ayant été mis en contact avec le malade peuvent transmettre la maladie ; il faut donc veiller à ce que les instruments médicaux, les fourchettes, cuillers, tasses, verres, etc., soient, après leur usage, plongés et maintenus pendant cinq minutes au moins dans l'eau bouillante. On n'hésitera pas à faire détruire les livres ou les jouets qui auront été mis à la disposition des malades.

Les matières rendues par le malade à la suite de quintes de toux, les vomissements, les selles et les urines seront immédiatement désinfectées avec l'une des solutions fortes. Un verre de solution est préalablement versé dans le vase destiné à recevoir les matières rendues par le malade. Ces matières seront immédiatement jetées dans les cabinets, qui seront également désinfectés deux fois par jour avec la solution forte de lait de chaux. S'il n'y a pas de cabinets d'aisances, il faut enfouir les matières dans un trou creusé à cet effet, en les recouvrant d'une dose convenable de solution désinfectante, loin de tout puits et de tout cours d'eau. Il faudra interdire de les jeter dans un cours d'eau ou sur les fumiers.

Il est de toute importance qu'en face d'un cas de diphtérie, le médecin fasse une enquête soigneuse pour en déterminer l'origine. Il pourra souvent ainsi circonscrire et arrêter une épidémie. De plus, tout cas de diphtérie doit immédiatement être déclaré à l'administration municipale.

Toutes ces précautions à prendre doivent être indiquées par le médecin dès sa première visite.

Traitement local. — Lorsqu'il se sera assuré d'empêcher dans la plus large mesure la dissémination de la maladie, le médecin devra chercher à atteindre le mal lui-même. La conception actuelle de la diphtérie, qui en fait une maladie toute locale au début, dans laquelle le malade ne s'intoxique que par les produits élaborés au point d'infection, donne une importance capitale au traitement local. La méthode qui consiste à cautériser les points envahis par la fausse membrane n'est pas nouvelle, et on connaît l'usage que Bretonneau et Trousseau faisaient de l'acide chlorhydrique. Mais les récentes conquêtes de la bactériologie ont donné plus d'assurance au médecin, en lui indiquant d'une façon toute certaine le point sur lequel il doit concentrer ses efforts. C'est M. Gaucher qui a vulgarisé une méthode rationnelle de traitement de la diphtérie. Cette méthode est aujourd'hui partout employée, avec quelques modifications que nous indiquerons dans la suite. La méthode préconisée par M. Gaucher comprend trois temps : 1° ablation des fausses membranes ; — 2° badigeonnage des parties malades avec une mixture antiseptique forte ; — 3° lavages de la cavité bucco-pharyngée avec une solution antiseptique faible. — Ces trois stades du traitement doivent être régulièrement répétés toutes les trois ou quatre heures, même pendant la nuit, et plus souvent encore si les fausses membranes se reproduisent rapidement.

L'ablation des fausses membranes se fait à l'aide d'un pinceau de molleton inventé par M. le Dr de Crésantignes. Il faut ouvrir la bouche avec un abaisse-langue, au besoin la maintenir ouverte avec une ouvre-bouche et enlever les fausses membranes avec la plus grande douceur ; éviter avant tout d'éroder la muqueuse et surtout de la faire saigner. Autant que possible, on débarrassera la gorge de toutes les fausses membranes qui la recouvrent, et on ne s'arrêtera que lorsque la muqueuse sera complètement nette. On la badigeonne alors, à l'aide d'un tampon d'ouate hydrophile monté sur une pince longue, avec la mixture suivante :

Camphre	20 grammes
Huile de ricin	15 —
Alcool à 90°	10 —
Acide phénique cristallisé	5 —
Acide tartrique	1 —

Cette mixture est assez caustique pour qu'il soit nécessaire de veiller à ne pas en répandre sur la langue ou sur les points de la muqueuse buccale qui ne sont pas atteints.

Lavages antiseptiques. A mesure qu'on détache les fausses membranes, alors qu'il en reste des lambeaux flottants dans la gorge, il est bon de faire de temps à autre de larges irrigations de la cavité bucco-pharyngée et des fosses nasales avec une solution antiseptique faible (eau phéniquée à 1 p. 200). Ces lavages se font à l'aide d'un irrigateur ordinaire à canule droite, en ayant soin de pencher la tête de l'enfant au-dessus d'une cuvette, afin qu'il n'avale pas la solution. Après chaque cautérisation avec la mixture, on laisse s'écouler dix minutes, pour laisser au topique le temps d'agir, puis on fait une copieuse irrigation

avec la solution faible. Chez les très jeunes enfants, il est préférable d'employer de l'eau bouillie.

Au lieu de la mixture de M. Gaucher, on peut
employer avec le même succès le phénol sulforiciné de MM. Berlioz et Yvon, le bichlorure ou le
biiodure de mercure à 1/200 ou 1/300, le camphre
phéniqué :

Acide phénique cristallisé . . .	5 grammes
Camphre	20 —
Alcool à 90°.	10 —
Glycérine pure	25 —

(HUTINEL.)

le naphtol camphré :

Naphtol.	10 grammes
Camphre	20 —
Glycérine	30 —

(COMBY.)

l'acide salicylique à 1 ou 2 p. 100 :

Acide salicylique.	1 gramme
Infusion d'eucalyptus.	60 —
Glycérine	30 —
Alcool.	15 —

(J. SIMON.)

le perchlorure de fer pur, ou, à parties égales avec
de la glycérine, la teinture d'iode, enfin le permanganate de potasse à 1/10, dont nous avons
obtenu, dans une série d'expérimentations faites
avec notre maître M. Legroux, des résultats très
analogues à ceux que nous donnaient parallèlement la mixture de M. Gaucher. M. d'Espine pré-
conise le jus de citron, qui est un des remèdes les
plus anciens contre les fausses membranes.

On emploie encore pour les irrigations, comme solution faible, de l'eau boriquée à 3 ou 4 p. 100, de l'eau de chaux, de l'eau chloralée à 1 p. 200, de l'acide salicylique à 1 p. 1000.

On joint parfois à cette méthode des pulvérisations antiseptiques. M. Hutinel les recommande vivement. Avec le pulvérisateur de M. Lucas Championnière, on dirige autant que possible le jet de vapeur dans la bouche du malade. La pulvérisation se fait avec une solution boriquée. On peut encore saturer l'atmosphère de la chambre de vapeur d'eau antiseptique en maintenant constamment en ébullition une solution phéniquée faible contenue dans une grande casserole découverte. M. Sevestre conseille de placer toutes les dix minutes un petit morceau de glace dans la bouche de l'enfant diphtérique.

La méthode de M. Gaucher, qui donne en général des résultats très satisfaisants, n'est pas applicable à tous les cas. Le degré d'adhérence de la fausse membrane est très variable : il est des diphtéries où l'exsudat semble faire corps avec la muqueuse et où toute tentative d'ablation des fausses membranes n'aboutit qu'à déchirer et à faire saigner la muqueuse. On voit assez souvent, dans un même cas de diphtérie, la production pseudo-membraneuse, qui s'enlevait aisément au début de la maladie, devenir ensuite extraordinairement adhérente à la muqueuse sous-jacente. Dans d'autres cas, on se trouve en présence d'enfants tellement indociles, qu'à chaque badigeonnage on courrait le risque de faire un traumatisme plus ou moins pro-

fond dans la bouche ou dans la gorge avec l'abaisse-
langue ou avec la pince, surtout lorsqu'on est
insuffisamment secondé pour maintenir convenablement le malade. Il nous semble qu'il y a là
de véritables contre-indications au badigeonnage.
Tel est d'ailleurs sur ce point l'avis de M. Roux,
qui disait récemment : « Je ne suis pas du tout
partisan du raclage à outrance des fausses membranes pharyngées. On traumatise sans cesse de
la sorte la surface des amygdales. En détruisant
les fausses membranes, on détruit aussi certaines
parties de la muqueuse, et on crée de nouvelles
portes à l'absorption de la toxine sans cesse produite par les microbes qui pullulent sur l'épithélium. Il ne faut pas croire, en effet, que, même
lorsqu'on a enlevé toutes les plaques blanches
amygdaliennes, on a fait disparaître la cause du
mal : il n'en est rien. Il reste toujours un vernis
de bacilles que les attouchements les plus éner-
giques ne sauraient faire tomber. Dès lors, pour-
quoi passer son temps à arracher les fausses membranes? Il faut se contenter jusqu'à nouvel ordre
de lavages antiseptiques, d'irrigations abondantes
et répétées, faites avec soin et douceur. » On se
bornera donc aux irrigations de la gorge avec une
des solutions que nous avons indiquées plus haut,
chaque fois qu'on aura lieu de craindre de blesser
la muqueuse en tentant un badigeonnage.

Le traitement local, que nous venons de décrire,
s'applique surtout à l'angine diphtérique, mais il
est également employé, quel que soit le siège des
fausses membranes, chaque fois qu'elles sont di-

rectement accessibles. Lorsque la diphtérie se développe sur la surface cutanée, il faut, en plus, recouvrir la plaie d'un pansement occlusif, qui empêchera la dissémination de la maladie. Dès que la fausse membrane envahit le larynx, elle y constitue un obstacle mécanique à la respiration qu'il est souvent nécessaire de lever au moyen de la trachéotomie. Nous n'avons pas à décrire ici cette opération ni ses suites ; mais il est bon de rappeler qu'il est de règle, sauf dans certains cas où les accès de suffocation très intenses et très rapprochés peuvent amener la mort subite, de n'opérer qu'à la période d'asphyxie, lorsqu'à l'extinction de la voix et de la toux viennent se joindre la dyspnée, non seulement par accès, mais encore permanente, avec tirage et signes de stase sanguine dans les capillaires. Il faut en somme opérer le plus tard possible et ne pas oublier que souvent un vomitif administré à propos a permis d'éviter une opération qui semblait déjà nécessaire.

Traitement général. — En même temps qu'on combat l'infection, il faut armer l'organisme contre l'intoxication, en le soumettant à un traitement général approprié, dont l'alimentation et les toniques forment la base.

Alimentation.

Il faut avant tout nourrir le malade aussi fortement que possible. Il faut vaincre la dysphagie, la répulsion que les malades montrent rapidement pour la nourriture, recourir aux aliments demi-solides et très substantiels sous un faible volume : œufs, jus de viande mêlé à des potages épais, pâtes, crèmes, viande rapée ou hachée très menu. On emploiera au besoin le gavage et même les lavements nutritifs. Les boissons alcooliques donnent aussi de bons résultats, à condition de les étendre d'eau et de les donner par petites quantités à la fois. Suivant les goûts du malade, on lui donnera du xérès, du malaga, du champagne, du vin de Bordeaux, des grogs, du café, du thé au rhum. Tous ces liquides sont mieux tolérés et plus facilement avalés lorsqu'ils sont froids et même glacés.

On donne en général du quinquina sous forme d'extrait mou à la dose de 2 à 4 grammes par jour dans une infusion de café, suivant la formule que voici : *Toniques.*

Infusion de café. . . . . 125 grammes
Sirop de gomme . . . . 40 —
Extrait mou de quinquina . . . . 2 à 4 —
Une cuillerée à soupe toutes les deux heures.

On recommande encore une limonade chlorhydrique à 4 p. 1000 prise continuellement par cuillerées dans la journée; le perchlorure de fer à l'intérieur à la dose d'une ou deux gouttes toutes les deux heures; l'eucalyptol dissous dans de l'huile de vaseline en injection sous-cutanée; 2 à 5 grammes de benzoate de soude par jour dans une potion; des injections hypodermiques de caféine ou d'éther; des inhalations d'oxygène.

Traitement de certains signes d'intoxication. — Quand l'engorgement ganglionnaire prend des proportions trop considérables, on peut faire sur les

parties malades des onctions d'onguent napolitain,
ou y maintenir en permanence des compresses
froides ou un sac de glace.

En général, l'albuminurie est trop passagère
pour témoigner d'une lésion durable du rein. Si
cependant elle était persistante et restait abondante, il faudrait mettre le malade au régime
lacté, en continuant à le stimuler avec un peu
d'eau-de-vie.

Dans les cas où les symptômes gastro-intestinaux
prennent une certaine importance, on conseille
de pratiquer l'antisepsie intestinale au moyen du
bétol ou mieux du benzonaphtol.

Hémorra-
gies.

Les hémorragies sont rarement assez abondantes
pour qu'il faille les traiter directement. Elles témoignent d'une profonde altération de l'économie,
et il faut essayer de relever l'état général par les
toniques pour les voir disparaître.

Myocardite.

Lorsque le cœur est gravement altéré par le poison diphtérique, ou encore lorsqu'il commence
seulement à faiblir, il ne faut pas hésiter à recourir
aux toniques du cœur. C'est la caféine ; qui donne
les meilleurs résultats, administrée soit en potion,
soit en injections hypodermiques. Chez l'adulte, on
peut prescrire 1 à 2 grammes de caféine ; chez l'enfant, 0,25 à 0,50 centigrammes. On peut donner en
même temps du café noir. Lorsque la myocardite
s'est affirmée par des signes incontestables on
emploie encore l'ergotine à la dose de 2 à
4 grammes en 24 heures. La révulsion cutanée à la
région précordiale semble présenter plus d'inconvénients que d'avantages : il vaut mieux y renon-

cer. Les diurétiques, le régime lacté, seront indiqués pour tacher d'éliminer la plus grande quantité de poison possible par la voie rénale.

Contre la paralysie diphtérique la thérapeutique se borne presque toujours à alimenter le malade et à électriser les muscles affaiblis. L'alimentation doit être surveillée de très près. Il faut autant que possible diminuer la quantité des aliments liquides lorsque le voile du palais est pris. Ils sont en effet rejetés par le nez ou coulent dans les voies respiratoires, provoquant des accès de toux très violents qui fatiguent le malade et lui inspirent de la répugnance pour les aliments. De même les mets solides constituent un danger toujours menaçant : des fragments insuffisamment machés peuvent tomber dans la trachée et déterminer un accès de suffocation mortel. Il vaut mieux donner des panades, des bouillies compactes, des potages épais. Il peut devenir nécessaire d'employer la sonde œsophagienne pour introduire les aliments.

En même temps, il faut recourir quotidiennement à la faradisation des muscles paralysés. On a aussi conseillé les courants continus, auxquels on doit quelques succès, le pôle négatif étant placé sur la nuque, le pôle positif sur les parties malades.

Quand la paralysie commence à s'amender, on peut tenter d'exciter la contractilité musculaire en faisant prendre au malade des préparations de noix vomique. Mais il ne faut pas oublier qu'au début de la paralysie elles sont plus nuisibles qu'utiles. Les toniques, l'hydrothérapie, les bains sulfureux,

Paralysies.

les bains de mer sont encore de précieux adju-
vants.

Gangrène.

Traitement des infections secondaires. — Lorsqu'il se produit au dessous des fausses membranes
des plaques de sphacèle assez étendues, il ne faut
pas négliger les lavages antiseptiques répétés et
employer particulièrement l'eau oxygénée, mais il
faut surtout s'efforcer de modifier le terrain en re-
levant l'organisme par la suralimentation et les
toniques.

Suppurations.

Les adénites suppurées doivent être incisées de
bonne heure, surtout si le pus a envahi le tissu
cellulaire qui avoisine les ganglions enflammés.
Le moindre retard dans ce cas peut avoir pour conséquence une fusée purulente qui pénètre dans les
régions profondes du cou ou descend jusque dans
le médiastin. Il faut encore savoir que souvent ces
abcès comprennent deux poches réunies par un
trajet étroit : ce sont des abcès en bouton de
chemise, dont on doit largement ouvrir les deux
cavités.

Il faut avoir grand soin de couvrir constamment
de pansements occlusifs et antiseptiques les suppurations de la peau ou du tissu cellulaire sous-
cutané, impétigo, tournioles, etc., qui sont susceptibles d'être infectées par le bacille diphtérique.

Broncho-
pneumonie.

La thérapeutique peut être efficace dans les
broncho-pneumonies tardives ; elle l'est bien rarement dans les broncho-pneumonies précoces. Au
début, on recommande en général l'emploi des
vomitifs. Mais on ne prolongera pas leur emploi,
qui, par les troubles digestifs qu'il entraîne, peut

présenter plus d'inconvénients que d'avantages. On doit surtout avoir recours à une bonne alimentation (du lait, du bouillon, donnés souvent et en petite quantité), aux toniques, à l'alcool. M. Legroux emploie systématiquement à l'intérieur la glycérine créosotée additionnée de rhum, pour combattre et même prévenir la broncho-pneumonie. On peut ordonner des potions contenant un expectorant (kermès ou oxyde blanc d'antimoine) ou de la teinture de digitale (comme antipyrétique). Les ventouses sèches constituent un excellent moyen de révulsion, bien préférable au vésicatoire. Celui-ci doit être absolument proscrit au-dessous de deux ans : à cet âge on emploie le cataplasme sinapisé. Après la trachéotomie, certaines mesures prophylactiques contre la broncho-pneumonie sont absolument indispensables : la cravate de mousseline passant au devant de l'orifice de la canule ; une température constante maintenue à 16 ou 18° ; la saturation de l'atmosphère de la chambre à l'aide d'une casserole pleine d'eau phéniquée et toujours en ébullition.

Hygiène de la convalescence. — On sait que fréquemment, alors que la fausse membrane a disparu, le diphtérique conserve encore un certain temps dans la bouche le bacille spécifique avec toute sa virulence. Il faut donc continuer longtemps les lavages antiseptiques de la cavité buccale. Il est bon, pour la même raison, de tenir le convalescent éloigné des autres enfants pendant un mois au moins. Avant de le rendre à la vie commune, il serait très prudent de lui faire prendre un ou plu-

Hygiène du convalescent.

sieurs bains de sublimé, ou, si cela n'est pas possible, un bain de savon noir suivi de lotions de sublimé au millième. A la fin de la convalescence, pour achever de relever l'état général, on peut conseiller un changement d'air et envoyer le mamalade, si la saison le permet, à la campagne ou au bord de la mer.

Désinfection de la literie, du linge, etc.

Tous les objets qui auront servi au diphtérique seront désinfectés à ce moment, s'ils n'ont pu l'être au cours de la maladie. Cette désinfection se fera par l'ébullition prolongée, ou par la vapeur sous pression, comme nous l'avons indiqué plus haut.

Désinfection du logement.

La chambre du malade ne sera habitée de nouveau qu'après désinfection complète par l'un ou l'autre des procédés suivants:

1° *Désinfection par le sublimé.* — La désinfection des murs crépis, blanchis à la chaux, couverts de papiers de tenture, sera faite méthodiquement sur toute la surface des parois des chambres à l'aide de pulvérisations avec la solution forte de sublimé. On commencera à pulvériser cette solution à la partie supérieure de la paroi, suivant une ligne horizontale, et l'on descendra successivement, de telle sorte que toute la surface soit couverte d'une couche de liquide pulvérisé en fines gouttelettes. Les planchers, carrelages, boiseries seront lavés à l'eau bouillante, balayés, essuyés et arrosés avec la même solution. La chambre ne sera habitée de nouveau qu'après avoir subi une ventilation d'au moins 24 heures.

2° *Désinfection par l'acide sulfureux.* — On colle

quelques bandes de papier sur les fissures ou joints qui pouraient laisser échapper les vapeurs sulfureuses. Auparavant on aura enlevé les papiers peints et gratté les murs. On fait brûler de 30 à 40 grammes de soufre par mètre cube de l'espace à désinfecter. Ce soufre est concassé en très petits morceaux et placé dans des vases en terre ou en fer peu profonds, largement ouverts et d'une contenance d'environ un litre. Les vases en fer sont d'une seule pièce, ou rivés sans soudure. Pour éviter le danger d'incendie, on place les vases contenant le soufre au centre de bassins en fer ou de baquets contenant une couche de 5 à 6 centimètres d'eau. Pour enflammer le soufre, on l'arrose d'un peu d'alcool, ou on le recouvre d'un peu de coton largement imbibé de ce liquide, auquel on met le feu. Avant d'allumer le feu, on fera bouillir sur un réchaud pendant une demi-heure une certaine quantité d'eau, de manière à remplir la chambre de vapeur; car il a été démontré que l'action anti_septique de l'acide sulfureux à l'état gazeux augmente lorsqu'il est mêlé à de la vapeur d'eau. Le soufre étant enflammé, on ferme les portes de la pièce et on colle des bandes de papier sur les joints. La chambre n'est ouverte qu'au bout de 24 heures. Puis on laisse les portes et les fenêtres ouvertes pendant 48 heures, de façon à faire pénétrer l'air et le soleil.

Lorsqu'une région est atteinte par une épidémie de diphtérie, il est prudent, chaque fois que cela est possible, de faire transporter loin du foyer épidémique les sujets susceptibles de contracter la maladie, particulièrement les enfants. Si ce déplacement est impossible, il faut leur éviter tout contact avec les personnes ou les objets qui ont pu être infectés. On doit veiller avec un très grand soin à la pureté de l'eau potable, ne boire et n'employer pour la cuisine et pour la toilette que de l'eau bouillie. L'eau provenant des puits susceptibles d'être souillés est prohibée. Les boulangers ne doivent jamais, dans la fabrication du pain, se servir de l'eau de ces puits.

Il faut interdire de laver dans les cours d'eau des linges contaminés et d'y jeter des matières rendues par les malades. Le lait peut servir de véhicule au contage diphtérique : on ne devra donc l'employer qu'après l'avoir fait bouillir.

Nous avons vu qu'il existe chez les animaux domestiques des affections pseudo-membraneuses qui ne paraissent pas avoir la même origine que la diphtérie humaine : lorsqu'on constatera ces maladies dans une étable ou basse-cour, il sera bon de conseiller la désinfection et de faire isoler les animaux atteints, bien plus pour la sauvegarde des bêtes restées saines que pour arrêter l'éclosion d'une épidémie de diphtérie humaine.

Mesures générales d'hygiène publique. Toutes les causes d'insalubrité qui préparent le terrain à l'invasion des épidémies doivent être écartées lorsqu'il s'agit de diphtérie. Il faut surveiller les agglomérations d'enfants, et tout particulièrement les écoles, où en temps d'épidémie on fera des examens fréquents des gorges et où on fera faire aux écoliers deux fois par jour des lavages de la bouche avec une solution antiseptique faible. Si plusieurs cas de diphtérie se succèdent à intervalle assez rapproché dans une même école, il ne faut pas hésiter à exiger le licenciement des élèves. En outre, les règles d'hygiène générale, applicables en tout temps, seront encore plus rigoureusement observées, surtout en ce qui concerne la pureté de l'eau potable, les agglomérations d'individus, fêtes, foires, pélerinages; la surveillance et l'approvisionnement des marchés; la propreté du sol; le contrôle minutieux des puits et la recherche des causes possibles d'infection: l'enlèvement régulier des immondices: la propreté des habitations; la surveillance particulière des locaux, ateliers, chantiers, etc., destinés à la population ouvrière et industrielle; la propreté et la désinfection régulière des cabinets d'aisances publics et privés; la surveillance et la désinfection des fosses d'aisances; l'entretien et le lavage des égouts.

INDEX BIBLIOGRAPHIQUE

(Consulter les indications fournies dans les articles : *Angines,
Croup, Diphtérie,* des dictionnaires pratique et encyclopédique
de médecine et de chirurgie, les traités classiques de maladies
des enfants et de la diphtérie.)

ÉTIOLOGIE GÉNÉRALE

Lancry. — Contagion de la diphtérie. (Th. Paris, 1885.)

Bard. — Relation de l'épidémie d'Oullins. (*Lyon méd.*, 1889.)

Grellet. — Longévité du bacille de Klebs. (*Bull. méd.*, 6 mars
1889.)

Sevestre. — Transmission de la diphtérie. (*Soc. méd. des
hôpitaux de Paris*, 22 février 1889.) — Conditions de propagation de la diphtérie. (*Progrès méd.*, 1890, nᵒˢ 18, 20, 21
et 22.)

Grancher. — Contagion de la diphtérie. (*Bull. méd.*, 1890.)

BACILLE DIPHTÉRIQUE

Klebs. — *Corresp. Bl. f. Schweiz. Artze,* 1ᵉʳ août 1883.

Löffler. — *Mittheilungen aus den Kaiserl. gesundheitsamte,*
vol. II, 1884, p. 42. — *Centralbl. f. Bact.,* vol. II, p. 105,
1887. — *Deutsche militär ärztliche Zeitschrift,* t. XXI,
1887, p. 353. — *Centralbl. f. Bact.,* 1890, p. 528.

Darier. — *Soc. biologie,* novembre 1885.

D'Espine. — *Revue méd. Suisse Romande,* 1886, p. 584. —
1888, p. 49. — 1889, nᵒ 1. — 1890, p. 34.

Babes. — *Progrès méd.* 1886, n° 8. — *Arch. f. path. Anat. u. Physiol*. Bd. CXIX, Heft 3, 1890.

Sörensen. — *Nord. med. Ark.* Bd. XVIII, 1886, n° 25.

Roux et **Yersin**. — *Annales de l'Institut Pasteur*, 1888, n° 12; 1889, n° 6; 1890, n° 7.

Baumgarten. — *Lehrbuch der pathologischen Mycologie*, 1888.

Kolisko et **Paltauf**. — *Centralbl. f. Bact.*, t. V, n° 22, 24 mai 1889. — *Wiener med. wochenschrift*, 1889, n° 8.

Zarniko. — *Beitrag zur Kentniss des Diphterie bacillus*. Th. Kiel, 1889. — *Centralbl. f. Bact.*, t. VI, 1889.

Ortmann. — *Berl. Klin. Wochenschr.*, 1889, n° 10.

Spronck (d'Utrecht). — *Comptes-rendus Acad. Sc.*, août 1889.

Prudden. — *Am. journ. of med. sc.*, 1889, p. 329 et 450. — *New-York med. Record.*, 18 avril 1891, p. 445.

Chantemesse et **Widal**. — *Revue d'hygiène*, 1889, p. 609.

Heubner. — *Jahrbuch für Kinderheilkunde und physische Erziehung*, Band XXX, 1889.

Klein. — *Nineteenth annual Rep. of the local government board.*, p. 143 et 167, 1890. — *Centralbl. f. bact.*, 14 avril 1890, t. VII, p. 489, 521 et 785; t. VIII, p. 7.

Ruffer. — *Brit. med. Journ.*, p. 202, 26 juillet 1890.

Fr. Tangl. — *Centralbl. f. allg. Path.*, n° 23, 1er décembre 1890.

Th. Escherich. — *Centralbl. f. Bact.*, n° 1, 1890.

Max Beck. — *Zeitschr. f. Hygiene*, vol. VIII, Heft 3, 1890.

Morel. — Th. Paris, 1891.

Lefèvre. — Th. Paris, 1891.

Barbier. — *France médicale*, 1er janvier 1892.

Sakaroff. — *Annales de l'Institut Pasteur*, juin 1892, n° 6, p. 451.

M. Martin. — *Annales de l'Institut Pasteur*, mai 1892, n° 5, p. 335.

POISON DIPHTÉRIQUE

Roux et **Yersin**. — *Loco citato*.

Brieger et **Fränkel**. — *Berlin klin. Woch.*, n° 11, p. 241 et n° 12, p. 268, 17 et 24 mars 1890.

Babes. — *Arch. de Virchow.*, Band. CXIX, Heft 3, 1890.

Wassermann et **Proskauer**. — *Deutsche med. Wochenschrift*, n° 17, 1891.

Fr. Tangl. — *Hygienische Rundschau*, t. I, 15, 1er janvier 1891.

Gamaleïa. — *Soc. biologie*, 20 février 1892.
Guinochet. — *Soc. biologie*, 28 mai 1892.

VACCINATION DE LA DIPHTÉRIE

Hofmann. — Congrès de Wiesbaden, septembre 1887
Behring. — *Deutsche med. Wochenschr.*, 1890, nos 49 et 50.
— Congrès de Londres, 1891. (*The Brit. med. Journ.*,
22 août 1891.) — *Zeitschr. f. Hyg.*, XII. 1, 1892.
C. Fränkel et **Brieger**. — *Berlin. Klin. Wochenschr.*, 1890,
no 49.
Ferran. — *Gaceta medica catalana*, 1891, no 1.

INFECTIONS SECONDAIRES ET ASSOCIATIONS MICROBIENNES

Löffler. — *Loco citato*.
Darier. — *Loco citato*. — Broncho-pneumonie diphtérique.
(Th. Paris, 1885.)
Prudden et **Northrup**. — Broncho-pneumonie diphtérique.
(*Amer. Journ. of the med. Sciences*, p. 562; juin 1889.
Fränkel. — *Bull. méd.* 1890.
Escherich. — *Loco citato*.
Beck. — *Loco citato*.
Prudden. — *Loco citato*.
Moos. — Otites diphtériques à streptocoques. (*Centralbl. f.
bact.*, 8 juillet 1891.)
Lyonnet. — Complications articulaires de la diphtérie. (*Lyon
méd.*, janvier 1891.)
Mosny. — Broncho-pneumonie. (Th. Paris, 1891.)
Morel. — Th. Paris, 1891.
Barbier. — *Arch. de méd. expérimentale*, 1er mai 1891, p. 361.
Mussy. — Erythèmes infectieux. (Th. Paris, 1892.)
Netter. — Broncho-pneumonie. (*Arch. de méd. expérimen-
tale*, 1892, no 1.)

BACILLE PSEUDO-DIPHTÉRIQUE

Löffler. — *Loco citato*.
Hofmann. — *Loco citato*.
Zarniko. — *Loco citato*.

Ortmann. — *Loco citato.*

Kolisko et **Paltauf.** — *Loco citato.*

Spronck. — *Centralbl. f. allg. Path. und path. Anat.*, n° 7; 1er avril 1890.

Roux et **Yersin.** — *Annales de l'Institut Pasteur*, 25 juillet 1890, n° 7. p. 409.

Abbott. — *Bull. John Hopkins. Hosp.*, 15-1891.

DIPHTÉRIE ANIMALE

Löffler. — *Mittheilungen aus den Kaiserl., etc...*, 1884.

Cornil et **Megnin.** — *Soc. biol.*, 15 novembre 1884.

Babes et **Puscariu.** — *Zeitschr. f. Hygiene*, VIII, n° 3.

Cornil et **Babes.** — *Les bactéries*, p. 472.

Ribbert. — *Deutsche medicinische Wochenschrift.*, 1887, n° 8.

Krajewski. — *Centralbl. f. bact.*, 1888, p. 282.

Haushalter. — *Rev. méd. de l'Est*, 1891, p. 289.

Klein. — *Loco citato.*

Mégnin. — *Soc. biol.*, 18 juillet 1891.

Delthil. — *Traité de la diphtérie.*

Macé. — *Traité élémentaire de bactériologie.*

V. Galtier. — *Traité des maladies contagieuses et de la police sanitaire des animaux domestiques*, t. II, p. 802.

SYMPTOMATOLOGIE

Samuel Gee. — Vomissements dans la diphtérie. (*St-Barth. hosp. Rep.*, XXV, p. 69.)

H. D. Fry. — Diphtérie de l'œsophage. (*Americ. Journ. of med. Sciences*, octobre 1885.)

Barbier. — Albuminurie diphtérique. (Th. Paris, 1888.) — *Arch. de méd. expérimentale*, 1er mai 1891.

Huguenin. — Myocardite diphtérique. (Th. Paris, 1888.) — La mort dans la diphtérie. (*Gaz. des hôpitaux*, 14 mars 1891.)

Grancher. — *Leçons inédites faites à l'hôpital des enfants malades*, 1891.

Landouzy. — Paralysie dans les maladies aiguës. (Th. agr., 1881.)

Alph. Genhart. — Paralysie diphtérique. (*Inaug. dissert. Zurich.*, 1883.)

A. Cahn. — Atrophie musculaire généralisée à la suite de la diphtérie. (*Berlin. Klin. Woch.*, 1er janvier 1883.)

Bayer. — Paralysie diphtérique du voile du palais, diplégie faciale, déformation de la bouche en museau. (*Revue mens. de laryngol.*, 1er juillet 1884.)

Mendel, Remak, Bernhardt. — Paralysie diphtérique. (*Berl. Klin. Woch.*, 23 mars 1885.)

Henoch. — Paralysie diphtérique. (*Berl. Klin. Woch.*, 9 août 1886.)

Hyde et **Powell.** — Gangrène symétrique des doigts et du nez à la suite d'une diphtérie. (*Brit. med. Jour.*, p. 203., janvier 1886.)

Von Ziemssen. — Paralysies diphtériques (*Klin. Vorträge*, IV. Leipzig, 1887.)

Thomson. — Paralysie diphtérique. (*Med. News*, 9 juin 1888.)

Widal. — Pathogénie de la paralysie diphtérique. (*Gaz. hebd. de méd.*, 18 janvier 1889.)

Morton. — Paralysie bilatérale des droits externes, suite de diphtérie. (*Trans. opht. Soc. unit. Kingdom*, XI, p. 106.)

Guthrie. — Crises bulbaires de la paralysie diphtérique chez les enfants. (*The Lancet*, 18 et 25 avril 1891.)

Babes. — *Virchow's Arch.*, 1890, Bd. 119.

Girode. — Diphtérie et gangrène. (*Revue de médecine*, 1891.)

A.-R. Robinson. — Erythèmes diphtériques. (*Journ. of cutaneous diseases*, avril 1883.)

Mussy. — *Loco citato.*

Bokai. — Arthrites suppurées au cours de la diphtérie. (*Soc. des méd. de Buda-Pesth*, 10 avril 1886.)

Dauriac. — Pseudo rhumatisme diphtérique. (*Journ. méd. de Bordeaux*, 22 janvier 1890.)

Masson. — Complications articulaires de la diphtérie. (Th. Lyon, 1891.)

Vaquer. — Diphtérie secondaire à la coqueluche. (Th. Paris, 1884.)

Paul Renault. — Diphtérie consécutive à la rougeole. (Th. Paris, 1886.)

Durand. — Diphtérie pendant la grossesse. (*Lyon médical*, 22 juin 1890, p. 271.)

Bourges. — Les angines de la scarlatine. (Th. Paris, 1891.)

FAUSSES DIPHTÉRIES

Baumgarten. — *Loco citato.*

F. Widal. — Infection puerpérale. (Th. Paris, 1889.)

Roux et **Yersin**. — *Annales de l'Institut Pasteur*, 25 juillet 1890, p. 393.

Wurtz et **Bourges**. — Les angines pseudo-diphtériques de la scarlatine. (*Arch. de méd. exp.*, 1er mai 1890.)

Jaccoud. — Angine pseudo-membraneuse à pneumocoques. (*Leç. clinique. Journ. de méd. et de chir. pratique*, mars 1891.)

Netter. — Laryngite pseudo-membraneuse à pneumocoques. (*Soc. méd. des hôpitaux*, 8 mai 1891.) — Angine pseudo-membraneuse à streptocoques et staphylocoques. (*Soc. méd. des hôpitaux*, 26 juin 1891.)

Bourges. — Les angines de la scarlatine. (Th. Paris, 1891.) — Les angines diphtéroïdes de la syphilis. (*Gaz. hebd. de méd. et de chir.*, 9 avril 1892.)

Sevestre et **Gastou**. — Stomatites diphtéroïdes. (*Soc. méd. des hôpitaux*, 26 juin 1891.)

Morel. — Angines pseudo-membraneuses non diphtéritiques. (Th. Paris, 1891, p. 51.)

Baginsky. — Diagnostic des angines pseudo-membraneuses. (*Arch. für kinderheilkunde*, Bd XIV. Heft 3 et 5.)

Tangl. — Diphtérie scarlatineuse. (*Centralbl. f. Bact.*, 8 juillet 1891.)

Mussy. — Angines pseudo-membraneuses à streptocoques. (Th. Paris, 1892, p. 55.)

M. Martin. — *Loco citato.*

ANATOMIE PATHOLOGIQUE

Œrtel. — *Die pathogenese der Epidemischen Diphtérie*. Leipzig, 1887. — *Centralbl. f. Bact.*, 29 août 1891.

Morel. — *Loco citato.*

Friedländer. — *Berlin. Klin. Woch.*, 24 juillet 1882.

Smirnow. — Gastrite diphtérique. (*Arch. f. pathol. Anatom. u. Physiol.* Bd., CXIII, Heft 2.)

R. Binaut. — Études sur quelques altérations globulaires du sang dans la diphtérie. (Th. Paris, 1885.)

Huguenin. — *Loco citato.*

Rabot et **Philippe**. — *Arch. de méd. exp.*, 1891, p. 646.

Cornil et **Brault**. — *Pathologie du rein*, 1884.

Gombault. — Névrite parenchymateuse subaiguë. Névrite segmentaire périaxile. (*Arch. de neurologie*, 1880.) — Note sur le rôle que jouent les lésions segmentaires dans l'évolution de la névrite parenchymateuse. (*Soc. anat.*, 1881, p. 157.)

Gaucher. — Note sur l'anatomie pathologique des paralysies diphtériques. (*Journal de l'Anatomie*, 1881.)

Pitres et **Vaillard**. — Névrite segmentaire. (*Archives de neurologie*, 1886.)

P. Meyer. — Recherches anat. sur la paralysie diphtérique. (*Arch. für Path. Anat. Bd.*, LXXXV, Heft 2.)

Babes. — Anatomie pathologique de la diphtérie expérimentale. (*Sem. méd.*, 1890, p. 309.)

Dubief et **Brühl**. — Altération des cellules hépatiques dans la diphtérie expérimentale. (*Soc. biol.*, 21 février 1891.)

Welch et **Flexner**. — Modifications histologiques de la diphtérie expérimentale. (*Bull. John Hopkins Hosp.*, août 1891.)

Babinski. — Examen histologique des nerfs dans la paralysie diphtérique expérimentale. (*Bulletin méd.*, 1889, p. 70, et *Gaz. hebd.*, mai 1890.)

TRAITEMENT

Gaucher. — *Soc. méd. des hôpitaux*, janvier et octobre 1888. — *Gaz. des hôpitaux*, 20 octobre 1891. — Traitement de la diphtérie. (*Médecine moderne*, 1er octobre 1891.)

Legroux. — Diphtérie et Créosote. (*Arch. de laryngol.*, 15 février 1888.)

Huchard. — Traitement de la diphtérie. (*Rec. gén. clin.*, 31 janvier 1889.)

Cadet de Gassicourt. — Traitement de la diphtérie. (*Soc. de thérap.*, 10 avril 1889.)

A. d'Espine. — Traitement de la diphtérie par l'acide salicylique. (*Rev. méd. Suisse Romande*, IX, 26 janvier 1889.)

Critzman et **Thiroloix**. — Nature et traitement de la diphtérie. (*Gaz. des hôpitaux*, 21 décembre 1889.)

Proust. — Instructions contre la diphtérie. Comité consultatif d'hygiène publique : 17 juin 1889.

Sevestre. — Traitement de la diphtérie par la glace. (*Soc. méd. des hôpitaux*, 28 novembre 1890.)

Faguet. — Gavage dans la paralysie diphtérique. (*Journ. de méd. de Bordeaux*, 19 octobre 1890.)

Adametz. — Les bactéries normales et anormales du lait. (*Centralbl. f. Bact.*, 1890, t. VIII, p. 109.)

Soupault. — *Revue mal. de l'enfance*, septembre 1891.

Dujardin-Beaumetz. — Rapport au Comité consultatif d'hygiène et de salubrité du département de la Seine. (Janvier 1891.)

Baudoin. — Traitement de la diphtérie dans les hôpitaux de Paris. (*Sem. médicale*, 2 décembre 1891.)

Grancher. — Traitement de la diphtérie. (*Journal de méd. et chir. pratique*, 1891, p. 723.)

Thorne-Thorne. — La diphtérie, son histoire naturelle, sa prophylaxie : Londres, 1891.

TABLE DES MATIÈRES

Paris. — Typ. Chamerot et Renouard. 19, rue des Saints-Pères. — 29052.